RAPPORT
ET DISCUSSIONS

sur la

TAILLE ET LA LITHOTRITIE.

IMPRIMERIE DE MOQUET ET COMP., RUE DE LA HARPE, N. 90.

RAPPORT ET DISCUSSIONS

A

L'ACADÉMIE ROYALE DE MÉDECINE,

SUR LA

TAILLE ET LA LITHOTRITIE.

SUIVIS

DE LETTRES SUR LE MÊME SUJET,

PAR MESSIEURS

DELMAS, SOUBERBIELLE, ROCHOUX, CIVIALE, VELPEAU.

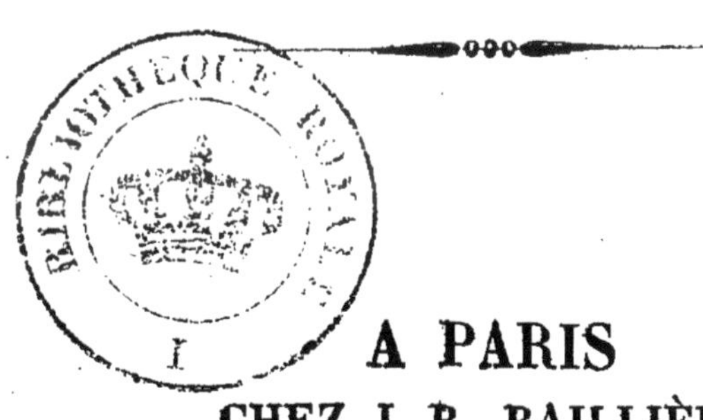

A PARIS

CHEZ J. B. BAILLIÈRE,

LIBRAIRE DE L'ACADÉMIE ROYALE DE MÉDECINE,

RUE DE L'ÉCOLE DE MÉDECINE, N. 13 BIS.

A LONDRES, même Maison, 219, Regent Street.

1835.

AVIS DE L'ÉDITEUR.

A l'occasion du Rapport fait par M. Velpeau, une vive discussion, qui a occupé plusieurs séances, s'est engagée dans le sein de l'Académie. Les hommes les plus éminens dans la science y ont pris part, et sont venus éclairer la question, de toute leur expérience.

Cette discussion a excité le plus vif intérêt. Un sténographe en a recueilli avec la plus grande exactitude toutes les particularités, et nous croyons faire une chose utile en la publiant. C'est un document qui occupera une place dans l'histoire de l'art, à côté des discussions relatives aux méthodes des Colot, de frère Jacques, de frère Côme, de Lecat, etc.

Paris, 20 juin 1835.

ACADÉMIE ROYALE

DE MÉDECINE.

Séance du **28** *Avril* **1835.**

DE LA LITHOTRIPSIE CHEZ LES ENFANS EN BAS AGE, par **M. LEROY** ; Rapport par **M. VELPEAU.**

Messieurs, l'Académie nous a chargés M. Sanson et moi, de vous faire un rapport sur un travail de M. Leroy, ayant pour titre : *De la Lithotripsie chez les enfans.*

Dans ce mémoire, l'auteur commence par prouver, à l'aide d'observations qui lui sont propres, que la possibilité de soumettre les enfans à la lithotritie est depuis long-temps un fait démontré, et qu'on a eu tort de l'annoncer récemment comme une pratique nouvelle. Les observations qu'il rapporte sont au nombre de cinq. Toutes concernent des enfans âgés de moins de six ans.

Le premier de ces enfans, âgé de quatre ans,

fut opéré à l'hôpital de la Faculté, en 1828. La pierre avait près d'un pouce de diamètre. Quoique fragile, elle exigea six séances. Des fragmens de cette pierre s'arrêtèrent, à deux reprises différentes, dans l'urètre, et causèrent beaucoup de souffrance au petit malade, qui s'est d'ailleurs très-bien rétabli. MM. Bougon, Ribail, Velpeau, avec un grand nombre d'élèves, ont été témoins de cette opération.

Chez le deuxième enfant, qui était âgé de cinq ans, et dont le calcul offrait le même volume à peu près que dans le cas précédent, cinq séances suffirent.

Le troisième souffrait depuis un an; sa pierre, du volume d'une aveline environ, partiellement engagée dans l'urètre, fut repoussée et brisée avec la pince à trois branches. Un des fragmens de ce calcul parvint le lendemain au-devant de la prostate et causa de vives douleurs. Deux jours après, un nouveau fragment, arrêté de la même manière, ramena les mêmes accidens. On eut une peine infinie à le repousser, puis à l'écraser. L'indocilité de l'enfant, qui cessa dès-lors de souffrir, ne permit pas de s'assurer absolument de la guérison par le cathétérisme.

Le quatrième malade, opéré par M. Leroy, était âgé de quatre ans, et d'une docilité admirable. La pierre, d'ailleurs très-petite, fut broyée deux fois avec facilité. A la troisième séance il resta un fragment de la pince dans la vessie, et l'auteur, qui seul s'en aperçut, eut le bonheur de le retirer quelques jours après au moyen d'une nouvelle pince. Une portion de la pierre s'engagea du même coup dans l'urètre et ne put être repoussée d'abord. M. Dupuytren, qui parvint cependant à la faire rentrer, et dans le service duquel l'enfant se trouvait placé, résolut dès-lors de recourir à la taille bilatérale, qui eut un plein succès.

Le cinquième cas, enfin, concerne un enfant âgé de trois ans, dont le calcul, du diamètre de trois à quatre lignes, fut saisi et brisé en une seule séance.

Ces faits, dit M. le rapporteur, prouvent sans réplique que la lithotritie est possible dans l'âge le plus tendre; mais prouvent-ils qu'alors elle doive être préférée à la taille? En séparant, comme on devrait toujours le faire, la possibilité de l'utilité, M. Leroy décide cette question par la négative, excepté pour les cas dans lesquels on s'est assuré du petit volume de la pierre. Sous ce rapport, nous partageons entièrement son avis. Chez les enfans, la taille expose à peine aux hémorrhagies, à la blessure du rectum, aux infiltrations, à la péritonite, à la cystite, et ne réclame que quelques secondes pour débarrasser le malade. Le broiement, au contraire, se présente ici avec toutes ses difficultés. Un calcul d'un pouce de diamètre n'exigera pas moins de huit à dix séances, de plus en plus fatigantes et douloureuses. L'urètre des jeunes sujets ne permet pas d'employer de forts instrumens·lithotriteurs, et nécessite un écrasement très-minutieux de la pierre. La vessie, plus contractile, chasse avec force les fragmens dans le canal excréteur, où ils s'arrêtent fréquemment de manière à donner beaucoup d'inquiétudes. Enfin les souffrances sont si vives et si prolongées, qu'on est obligé d'employer la force pour maintenir le malade à chaque séance.

Il suffit au surplus de se rappeler les propres observations de M. Leroy, pour être convaincu que, dans l'enfance, la taille a véritablement moins d'inconvéniens que la lithotritie.

Oserai-je ajouter, Messieurs, que dans son ensemble le broiement de la pierre mérite infiniment moins d'éloges qu'on ne lui en accorde généralement aujourd'hui ? Les esprits sont trop prévenus en sa faveur; ses prétendues merveilles, et le prestige dont on a su l'entourer, ont, je le sais, trop complètement ébloui le public et la plupart des médecins, pour qu'on puisse espérer de le réduire maintenant à sa juste valeur. Peut-être même le peu de mots que je viens de hasarder ont-ils déjà indisposé contre moi quelques hommes consciencieux. Cependant, étonnée de nos illusions, la postérité n'hésitera point, ou je me trompe fort, à porter sur cette invention un jugement encore plus sévère que le mien. Il serait donc peu conforme à la haute raison de notre époque, qu'aucun chirugien n'eût au moins le courage de proclamer une pareille opinion au sein de l'Académie, elle qui doit tout entendre, tout examiner, tout juger avec calme, et ne jamais s'en tenir à de simples apparences.

La société, abusée par des annonces fastueuses, a d'ailleurs besoin d'être éclairée à cet égard. D'un côté on a grossi comme à plaisir les dangers de la taille; de l'autre on a considérablement exagéré l'innocuité de la lithotritie. Enfin, quand on a tenté de comparer les deux opérations entre elles, on a constamment évité de les placer dans des conditions analogues.

Il y avait une première manière d'apprécier la valeur relative de la lithotritie, c'était de voir s'il succombe positivement moins de calculeux depuis, qu'il n'en mourait avant son invention; mais personne n'a daigné s'engager sur ce terrain. Le travail de M. Blandin (1), qui seul l'a osé,

(1) *Parallèle entre la taille et la lithotritie.* Paris, 1834. in-8.

prouve déjà que, sous ce point de vue, l'expérience témoigne incontestablement en faveur de la taille. Un autre moyen, peut-être encore plus décisif, reste pourtant à invoquer, mais les partisans exclusifs de la lithotritie ne le voudront pas; ce serait de placer dans le même établissement un certain nombre de sujets affectés de la pierre, et se trouvant autant que possible dans les mêmes conditions d'âge, de constitution, de santé générale, de volume et de composition du calcul, d'altération du côté des voies urinaires, de bonnes ou mauvaises dispositions morales; puis d'en traiter la moitié par la taille, et l'autre moitié par la lithotritie, en ayant soin en outre que les uns et les autres fussent opérés par des hommes également habiles et de bonne foi. Le résultat alors serait en effet péremptoire, et résoudrait définitivement la question; tandis que les épreuves annoncées jusqu'ici sont réellement incapables de convaincre les esprits réfléchis.

Ce qui a donné tant d'importance à la lithotritie aux yeux du monde, c'est la peur de l'instrument tranchant; c'est là ce qui a fait également la fortune des caustiques, du *cura famis*, de la compression dans le traitement des cancers, des antiphlogistiques, des sangsues, et des divers topiques préconisés contre la tumeur et la fistule lacrymales, etc.

Dans la lithotritie, est-ce la douleur que l'on prétend éviter? Mais l'opération de la taille en cause infiniment moins. Il en est de même pour la durée de l'opération, pour les chances de récidives, etc. Si donc la lithotritie est une conquête heureuse de la chirurgie moderne, elle n'en restera pas moins, comparée à la lithotomie, une méthode simplement exceptionnelle, lorsque la raison humaine permettra de la resserrer dans ses limites naturelles. Non-seulement chez les enfans, mais encore chez les adultes, elle expose à plus d'inconvéniens que la taille, toutes les fois que le calcul offre une grande dureté, dépasse le volume d'une grosse noix, toutes les fois que les organes urinaires sont malades, que le sujet est très irritable, et que le malade n'a pas une grande répugnance pour cette dernière opération.

C'est là une opinion qui m'est propre au surplus et que je n'entends imposer à personne. Je prévois même, par le murmure improbateur que vos esprits ont peine à contenir en ce moment...(Rire général; en effet, l'Académie observait en ce moment un silence inaccoutumé; M. Velpeau rit lui-même; puis il reprend:) Je prévois, dis-je, par le murmure improbateur que vos esprits ont peine à contenir en ce moment, et par le mot *paradoxe* que je vois sur toutes les lèvres dans cette enceinte, le sort qui l'attend aujourd'hui ; mais, convaincu que l'avenir la justifiera, je n'ai pas craint de l'émettre, et d'en venir prendre acte devant l'élite de la médecine française , dix ans plus tôt peut-être qu'il ne faudrait pour la faire adopter pleinement.

Quant au travail de M. Leroy, qui concourt à fortifier cette opinion, et qui est rédigé avec toutes les apparences de la bonne foi, nous croyons devoir vous proposer de l'insérer dans les fascicules des mémoires de l'Académie, et d'adresser des remerciemens à l'auteur.

Signé : Sanson, Velpeau, (rapporteur).

M. Amussat.—Messieurs, le langage que vous venez d'entendre est tellement étrange, que je ne puis m'empêcher de m'élever contre avec force. Dans l'état actuel des choses, pour quiconque a été témoin des suites déplorables qu'entraîne si souvent la taille, c'est un devoir de conscience de repousser des accusations aussi peu fondées contre une opération qui peut prévenir tant de malheurs. La séance est trop avancée pour traiter cette question avec toute l'étendue qu'elle mérite ; je demande donc que la discussion soit renvoyée à la séance prochaine.

Aucune réclamation ne s'élevant contre cette

proposition , elle est mise aux voix et adoptée à l'unanimité.

Séance du 5 Mai 1835.

L'ordre du jour est la discussion du rapport de M. Velpeau , sur la lithotritie. M. Velpeau demande s'il ne conviendrait pas de scinder son rapport en deux parties , de voter d'abord tout ce qui regarde le travail de M. Leroy , pour livrer ensuite à la discussion les opinions que contient la seconde partie et qui lui sont personnelles.

M. Gérardin. — Il y aurait donc dans ce rapport une partie qui serait l'ouvrage de la commission et une autre propre à M. Velpeau. Mais nous sommes ici pour discuter les travaux des commissions , et non pas l'opinion personnelle de tel ou tel membre.

M. Sanson. — La commission se composait de M. Velpeau et de moi ; or , j'ai lu le rapport ; je l'ai signé ; je réclame même contre le mot d'opinion personnelle émis par M. Gérardin ; car cette opinion est aussi la mienne , et j'approuve tout dans le rapport, excepté peut-être la proposition de tenter comparativement la taille et la lithotritie sur un égal nombre de calculeux.

M. Delens. — Il faut ici rétablir un fait ; c'es
que les commissions ne répondent jamais que des
conclusions d'un rapport ; le reste est l'œuvre du
rapporteur. Ainsi, quand bien même M. Sanson
n'approuverait pas le rapport, il n'en devrait pas
moins être discuté, comme précédant essentiellement les conclusions.

L'Académie paraît partagée en diverses opinions.
Les uns demandent que l'on vote seulement sur
les conclusions ; M. Velpeau relit ses conclusions
qui sont adoptées. D'autres voix demandent une
seconde lecture du rapport même pour le discuter. Enfin M. Velpeau a la parole pour relire la
seconde partie du rapport, où il met en doute les
avantages qu'on accorde aujourd'hui à la lithotritie.

La discussion commence.

M. Amussat, dans un discours écrit, s'étonne
d'autant plus de l'attaque de M. Velpeau contre la
lithotritie, qu'il la fait au moment où cette opération triomphe de tous côtés des préjugés et de la
routine, et où les derniers perfectionnemens qu'elle a reçus lui donnent sur la taille une supériorité
incontestable. D'où vient cette aversion de plusieurs chirurgiens contre la lithotritie ? C'est

d'abord, qu'elle demande beaucoup d'étude et de soin; c'est un art tout entier et tout nouveau à apprendre; il faut une longue habitude et même *une sorte d'amour* de cette opération pour y réussir, et enfin elle est moins brillante que la taille. Mais le but de la chirurgie est moins de briller que de guérir; et je ne suis jamais plus satisfait, dit l'orateur, que quand j'ai broyé un calcul pour lequel on voulait faire la taille, ou réduit une hernie qu'on voulait opérer.

Sans doute dans les premiers momens on a exagéré les succès de la lithotritie; moi-même, en 1827, j'ai dit le premier qu'elle ne convenait pas chez les enfans; mais dire qu'elle restera au-dessous de la taille, cela se conçoit d'un vieux chirurgien encrouté de préjugés (murmures); cela ne se conçoit pas de M. Velpeau. On accuse les résultats obtenus; on veut établir une lutte de tableaux statistiques. Il n'est pas temps encore de dresser de ces statistiques. Attendons pour cela que les mauvaises passions aient cessé de se faire entendre, et qu'on rassemble des faits seulement sous le point de vue de la science. M. Velpeau propose d'essayer comparativement les deux opérations sur un nombre égal de sujets, placés dans les mêmes circonstances; cela n'est plus possible, l'humanité le défend. Quiconque aujourd'hui porte le couteau sur un calculeux qu'il pourrait traiter par la lithotritie assume une immense responsabilité.

Un grand argument en faveur de la lithotritie, c'est que tous les médecins attaqués de la pierre y ont eu recours, et ils n'ont pas eu à s'en repentir.

M. Lisfranc. Non ! (Rire général.) M. Amussat. J'en ferais certainement autant pour ma part, et je suis convaincu que M. Velpeau lui-même y regarderait à deux fois avant de se faire tailler. (On rit.)

. Boyer avait commencé par douter des avantages de la lithotritie ; il les a formellement reconnus depuis ; dans la dernière édition de sa chirurgie , il la regarde comme un *bienfait.* C'est à la fin de sa carrière que Boyer a changé d'opinion et depuis lors MM. Jacobson et Heurteloup ont doublé au moins la valeur de la lithotritie ; il est donc au moins étrange que M. Velpeau résiste à l'évidence des faits et vienne déprécier la lithotritie devant une assemblée qui lui doit la conservation de deux de ses membres les plus distingués, et qui mieux que personne avaient pu juger des succès de la taille.

En résumé, je conclus, contrairement aux assertions de M. Velpeau, que la lithotritie doit être la règle et la lithotomie l'exception.

(19)

M. Velpeau. Je ferai remarquer d'abord que je
me trouve dans une position assez défavorable,
ayant à répondre à l'improviste à une attaque qui a
eu huit jours pour se préparer. Je pourrais relever
aussi dans le manifeste de M. Amussat quelques
expressions un peu dures ; mais je préfère lui en
laisser la responsabilité, et j'arrive au fond de son
discours. Eh bien ! je dois dire que j'y ai vu beaucoup d'affirmations, mais aucune raison, aucune
preuve positive. Il est partisan de la lithotritie,
on le sait bien ; il dit que s'il avait la pierre, il se
la ferait broyer, je le veux croire ; mais il affirme
la même chose de moi, qu'en sait-il ? Et quand
même, ayant la pierre, je donnerais le choix à la
lithotritie, qu'est-ce que cela prouverait pour la
question actuelle ? La maladie n'est pas, en général, l'état où l'on raisonne le mieux, et les médecins malades ne sont pas plus exempts de faux
raisonnemens que les autres. Je repousse donc
cet argument.

J'avais allégué les résultats comparatifs des deux
opérations ; M. Amussat répond qu'il n'est pas
temps de faire cette statistique !... il n'est pas
temps ! et comment voulez-vous donc juger une
opération, si ce n'est par des faits ? or, les faits
sont pour moi ; voulez-vous que j'établisse, par
des documens précis, que depuis l'invention de

la lithotritie, il ne meurt pas moins de calculeux qu'auparavant , qu'on en sauve moins peut-être?

M. Amussat. — Tous vos documens sont connus!

M. Velpeau. — De vous peut-être, mais peut-être aussi l'Académie en a-t-elle besoin pour s'éclairer. (Voix nombreuses: oui, oui!) Tous les faits relatifs à la lithotritie n'ont pas été publiés; mais enfin nous en avons déjà un certain nombre. Or, supposez une masse de 83 calculeux, non choisis, et demandez à un chirurgien, je le demanderai à M. Sanson : combien pensez-vous en guérir par la taille?

M. Sanson. — Au moins 4 sur 5.

M. Velpeau. — Et vous maintenant, M. Amussat, combien par la lithotritie?

M. Amussat. — On ne peut répondre là dessus.

M. Velpeau. — Non? eh bien ! je vais vous dire, moi, combien un lithotriteur habile a eu de succès sur un pareil nombre. En 1827, M. Civiale avait été consulté par 83 malades; il en était mort 38 ; 3 avaient gardé leur pierre ; 42 seulement étaient guéris, et parmi eux 19 avaient éprouvé des accidens graves ! En 1830, nouvelle liste de 24 calculeux 13 guéris, 11 morts ! Plus récemment, nouvelle série; sur 53 calculeux, on en guérit 3o; 15 succombent, 8 gardent leur pierre. Ces chiffres sont extraits du livre de M. Civiale , du rapport de M. Larrey et du rapport de M. Double.

M. ITARD. — M. Civiale a réclamé !

M. VELPEAU. — Je le sais; aussi suis-je allé consulter les documens adressés à l'Institut par M. Civiale même, et y ai-je constaté que les rapports indiqués sont parfaitement exacts. M. Civiale a donné des interprétations différentes des faits, mais les résultats indiqués sont constans. D'ailleurs M. Ledain, un des aides et l'ami de M. Civiale, a récemment publié un quatrième tableau statistique. Eh bien ! sur 3o calculeux, 18 sont guéris, 8 morts; 4 gardent leur pierre; 8 morts pour 18 guérisons ! voilà un beau résultat, ma foi ! et que sera-ce donc si vous examinez les succes de la lithotritie en province où les opérateurs n'ont pas toute la dextérité de ceux de Paris? M. Bancal a eu entre les mains 14 calculeux; il n'a pu en guérir que deux par la lithotritie; les autres sont morts ou ont gardé leur pierre. J'aurais pu aborder également les résultats donnés par MM. Leroy, Tanchou, Heurteloup; ils n'ont au fond rien de plus favorable. Maintenant, voulez-vous connaître les résultats obtenus par la taille?

A l'hôpital de la Charité et à l'Hôtel-Dieu de

Paris, de 1717 à 1729, sur 1200 pierreux taillés, on compte 945 guérisons, 255 morts. Saucerotte, à Luneville, obtient des succès bien plus remarquables : sur 1629 malades, il en guérit 1482. D'après un tableau inséré dans le *Dictionnaire de médecine et de chirurgie pratique*, art. CYSTOTOMIE, t. VI, pag. 54, M. Dupuytren, sur 356 taillés, n'en avait perdu que 61. A l'hôpital de Norwich en Angleterre, sur 510 opérations, on a compté 70 morts; à Leeds, sur 197 opérations, 28 morts. Cheselden, sur 213 tailles, n'avait eu que 24 morts; frère Côme, sur 100 malades, 19 morts; M. Souberbielle, sur 133 malades, 17 morts; Dupuytren, par la méthode bilatérale, sur 70 malades, 6 morts. Tout récemment M. Cross a publié en Angleterre (1) un tableau très exact de 704 opérations de la taille; chaque opération y est relatée dans toutes ses circonstances; son travail a même obtenu le prix *Jaksonien*. Et bien, sur ce nombre, on ne compte que 93 morts. M. de Renzi vient de publier le compte rendu des opérations de taille faites à Naples dans ces dernières années (2) : sur 401 cas il n'a eu que 60 morts. Pajola n'en a perdu que 5 sur 50; Pansa, 5 sur 70, Ouvrard 3 sur 60. M. Viricel, 3 sur 83; Martineau, en Angleterre, 2 sur

(1) *On the Diseases of the calculous.* Norwich. 1835 in-4, fig.

(2) *Gazette méd. de Paris,* 1834, *p.* 79.

84; et enfin M. Dudley, en Amérique, 1 seul sur 72 opérés. Écartez, si vous voulez, ces derniers résultats, qui peuvent paraître extraordinaires, vous verrez encore que la proportion des morts a été pour frère Côme, un des plus malheureux, de 1 sur 5; pour M. Souberbielle, 1 sur 6; pour Cheselden 1 sur 9; pour Dupuytren, par la taille bilatérale, 1 sur 12, etc. Enfin, des chirurgiens distingués qui n'ont pas donné le chiffre exact de leurs opérations, affirment avoir obtenu de plus beaux succès encore. Le professeur Smith, en Amérique, évalue ses pertes à 1 sur 18; Chelius, en Allemagne, à 1 sur 22; Perunti à Naples; à 1 sur 25, dans sa pratique civile; et M. Santoro dit n'avoir perdu qu'un malade sur 56. Voilà, convenez-en, des résumés statistiques qui valent bien ceux qu'ont fournis les lithotriteurs. Maintenant, dites qu'il y a de l'exageration, rabattez-en, si vous voulez, peu m'importe; mais alors vous me permettrez de rabattre aussi de vos succès quand vous parlez de la lithotritie. (On rit.)

M. Lisfranc quitte le fauteuil où il est remplacé par M. Louyer Willermay.

M. Rochoux. L'Académie doit s'apercevoir qu'il est impossible de discuter un travail un peu long; on ne peut discuter que des propositions brèves et précises. J'en prends une de ce genre dans le rapport de M. Velpeau; il prédit que dans 10 ans au plus, la lithotritie aura perdu; moi je prédis que dans 20 ans au plus la lithotritie aura gagné, et voici sur quoi je me fonde. En admettant tous les chiffres énoncés par M. Velpeau, la moyenne de la mortalité serait de 1 sur 10 pour la taille; or, je dis que la lithotritie choisissant bien ses cas, et son propre est de les choisir, elle ne perdra pas un malade sur 20. On sait que la lithotritie, dans les cas très favorables, n'est pas plus grave et ne donne pas lieu à plus d'accidens que le simple cathétérisme; et, bien que je ne me sois pas habituellement occupé de ces opérations, on ne saurait me persuader que la taille n'ait pas infiniment plus de gravité.

M. Velpeau. Je n'ai pas émis ce pronostic, cette prédiction, sans m'appuyer sur des faits, et je ne me suis point engagé dans une pareille discussion sans élemens de conviction. D'ailleurs je ne rejette pas absolument la lithotritie; je suis convenu e son utilit é, je l'ai même appelée une *conquête heureuse*, à condition qu'elle se renfermera dans de justes limites. M. Rochoux l'a comparée à un simple cathétérisme; cela prouve seulement qu'il n'a pas vu beaucoup de lithotritie. Le broiement n'est pas plus dangereux que le cathétérisme! On ne compte pas encore un total de cinquante opérés dans les hôpitaux de Paris; eh bien ! à Beaujon, à la Pitié, à l'Hôtel-Dieu, à la Charité, à l'hôpital de la Faculté, partout on a vu des malades succomber. J'en pourrais déjà compter au moins une douzaine. Cependant on ne dira pas que ces opérés étaient mal choisis. Les opérateurs étaient gens capables : c'étaient M. Civiale, M. Leroy, M. Heurteloup ; je les ai vus opérer ; j'ai opéré moi-même. La lithotritie sans accidens ! Pour quoi comptez-vous donc les accidens nerveux dont on meurt, les accidens inflammatoires dont on meurt, les inflammations de la vessie, de la prostate, du péritoine, la phlébite, les rétentions d'urine, les déchirures de l'urètre, les douleurs de tout genre que fait par fois naître cette opération? Car voilà ce qui trompe le public: on a promis de lui épargner la douleur, tandis qu'en réalité la lithotritie en cause plus que la taille; il faut donc que cet enthousiasme exagéré se refroidisse, que cette espèce de météore fâcheux passe, et que la lithotritie soit renfermée dans les bornes qu'elle n'aurait pas dû dépasser.

M. LARREY se plaint avec amertume des personnalités qui ont envahi la discussion; toute opinion a droit de se produire, et pour sa part, il est entièrement favorable à celle de M. Velpeau, qui lui paraît avoir détruit toutes les objections.

Il était donc tout-à-fait déplacé de lui répondre par des attaques directes, et avec des expressions aussi peu académiques. Qu'a voulu dire M. Amussat par ces paroles : *de vieux chirurgiens à préjugés?* Nous ne devons pas ainsi qualifier nos confrères; pour mon compte, je me déclare personnellement offensé, et si cela continue, je renoncerai à suivre vos séances. J'ai fait un rapport sur les opérations de M. Civiale; ce rapport ne contient rien que d'exact : Boyer, que l'on citait tout à l'heure, l'a signé avec moi; il m'a dit lui-même, devant toute la Commission des prix Monthion, que la lithotritie ne se soutiendrait pas longtemps, et que la taille lui était bien supérieure. Je me propose, moi, d'établir un parallèle entre ces deux opérations, quand mes occupations m'en laisseront le temps.

M. Amussat. — Qu'il me soit permis de répondre à tous ces reproches. Si mon attaque contre M. Velpeau a été un peu vive, ce n'est point à la personne qu'elle s'adressait, mais uniquement au représentant de l'opinion que je combats. Quant aux paroles qui ont blessé M. Larrey, je désavoue hautement toute intention offensante. Tous ceux qui me connaissent, savent que je suis incapable de chercher à blesser un homme tel que M. Larrey. (Très-bien.)

M. ROUX. — La question me paraît trop peu avancée encore pour la juger, et pour ma part, je suis également partisan de la taille et de la lithotritie. Je ne veux en ce moment que faire voir la difficulté d'établir une statistique comparative. MM. les lithotriteurs ont tous leurs faits ; au début d'une semblable découverte, on note avec soin toutes les observations, et même les détails ; mais, il n'en est pas ainsi des lithotomistes. Quand la lithotritie nous a surpris pour ainsi dire à l'improviste, depuis long-temps tout semblait avoir été dit sur la taille ; il n'y avait pas de procédés nouveaux, pas de questions douteuses à débattre ; dès lors, il y avait fort peu d'importance à compter les opérations pour apprécier les succès ou les insuccès. Par exemple, depuis 1804, j'ai bien pour ma part été témoin de 500, 600, 800 opérations de la taille ; j'en ai peut-être pris dans ma pratique à moi tout au plus 150 observations. On a cité un tableau de Dupuytren, j'ignore s'il avait tiré ce tableau de sa seule pratique ; ce que je peux affirmer, c'est que ni Boyer, ni M. Dubois ne tenait un compte exact de ses opérations; c'est que moi-même, quand l'occasion s'est offerte de donner mon avis sur la taille, j'ai bien dit d'une manière approximative que nous perdions 1 malade sur 5 ou 6 chez les adultes, et 1 sur 20 chez les enfans, mais je ne pourrais pas l'affirmer. Voilà l'embarras des chirurgiens, et il importe que l'Académie en soit prévenue.

M. Lisfranc. — Lorsque M. Amussat a cité M. Dubois et moi-même, comme s'étant soumis à la lithotritie, M. Velpeau a répondu que nous étions malades et sujets aux illusions comme tous les malades. Je peux lui attester cependant que nous n'étions pas dans le délire; il s'agissait de nos individus, et nous y avons regardé, moi surtout, de très-près. (On rit.) Alors j'avais déjà soutenu la supériorité de la lithotritie; mais je portais un calcul volumineux depuis 18 mois, et je tenais à m'assurer de toutes les chances de l'opération. Je compulsai tout ce qui avait été écrit sur la matière; je pris des renseignemens à domicile chez les personnes opérées; de toute cette enquête, il résulta cette conviction pour moi, que la lithotritie ne doit pas être exclusivement employée, mais que dans la plupart des cas elle est de beaucoup préférable à la taille. Je me fis donc lithotritier; en dix séances je fus débarrassé de mon calcul, *et me voilà.* Pour M. Dubois, nul praticien peut-être n'avait autant que lui pratiqué la taille, et avec autant de succès; ceux-là le savent qui connaissent sa grande réputation ou qui ont suivi son excellente clinique; et malgré

tous ses succès , quand il a eu la pierre, il se l'est
fait broyer, et il est bien portant aujourd'hui.

Venons à un autre ordre de faits. On a cité des
tableaux statistiques pour la lithotritie ; M. Velpeau dit avoir collationné les documens origi-
naux à l'Institut. J'ignore donc comment il a oublié le document le plus important, sur lequel
pourtant l'attention du public avait été éveillée
depuis l'an dernier par un article de M. Begin ,
dont je demanderai la permission de lire quelques
passages.

« Depuis 1824, dit M. Civiale, dans un rap-
» port qu'il vient de présenter à l'Académie des
» sciences de l'Institut , c'est-à-dire pendant huit
» années et quelques mois ; j'ai donné des soins
» à 429 malades. Parmi eux se trouvent 14 enfans,
» 190 adultes et 225 vieillards ; 419 du sexe mas-
» culin et 10 du sexe féminin. De ces malades ,
» 244 ont subi la lithotritie par perforations suc-
« cessives , et le résultat a été que 236 ont guéri,
» 5 sont morts et 3 ont continué à souffrir. Par-
» mi les 185 autres , 88 ont été soumis à l'opéra-
» tion de la taille ; d'entre eux 48 sont morts,
» 32 ont guéri, et 8 ont conservé des infirmités.
» Ces opérations furent faites par différentes mé-
» thodes, savoir : 13 par le procédé latéral, 9 par
» la méthode bilatérale, et 39 par l'appareil hy-

» pogastrique. Dans les 27 derniers cas, le pro-
» cédé n'est pas connu, parce que les malades
» s'adressèrent à d'autres chirurgiens, et furent
» perdus de vue.

» Dans 97 cas, qui comprennent et quelques-
» uns de ceux qui furent taillés et le reste de
» ceux dont il n'a pas été tenu un compte défi-
» nitif, il n'y a pas eu réellement de lithotritie,
» soit que les désordres généraux et des altéra-
» tions organiques locales eussent fait assez de
» progrès pour enlever tout espoir de réussite,
» soit que les malades aient refusé de se soumet-
» tre à d'autres tentatives après que l'on eut re-
» connu l'impossibilité de pratiquer le broiement.
» Les renseignemens indispensables pour s'assu-
» rer et de l'état des organes, et du nombre, et du
» volume, ainsi que de la densité des pierres, ne
» sauraient en effet constituer des opérations
» dans le sens rigoureux de ce mot. Ce sont des
» préliminaires auxquels il faut presque toujours
» se livrer avant de se décider à opérer et de faire
» choix de la méthode convenable. L'application
» de la méthode, le commencement d'exécution
» de cette méthode, constituent seuls l'opération,
» et ce n'est qu'à dater de cette époque que l'on
» peut calculer les avantages ou les inconvéniens
» qu'elle a présentés. » (*Dictionnaire de médecine*

et de chirurgie pratique. Art. LITHOTRITIE, T. XI. p. 157.

Voilà des résultats bien différens de ceux qu'annonce M. Velpeau, et qui laissent la taille bien au dessous de la lithotritie. J'ajouterai que j'ai assez souvent pratiqué la taille , et que je l'ai vu pratiquer aussi souvent, soit dans les hôpitaux, soit dans la pratique civile, et que la moyenne de la mortalité m'a paru être d'un sur quatre opérés. Peut-être ailleurs a-t-on plus de succès ; je n'ai pas eu l'occasion de m'en assurer par moi-même; mais je maintiens l'exactitude de ma proportion pour Paris. En résumé, je ne suis partisan absolu ni de l'une, ni de l'autre ; mais je regarde la lithotritie comme devant être la méthode générale, et la taille seulement comme l'exception.

M. VELPEAU. — Dès que M. Lisfranc admet que la lithotritie ne convient pas à tous les cas, qu'il n'en est pas le partisan absolu, nous ne sommes peut-être pas si éloignés d'opinion. (Oh ! oh !) Du reste , ses argumens ne sont pas difficiles à rétorquer. J'ai déjà dit que l'exemple de MM. Dubois et Lisfranc ne prouvait rien pour la thèse générale. On peut raisonnner mal sans être dans le délire, et je lui demanderai si tout homme qui porte un calcul n'est pas malade? Quant à la statistique donnée par M. Bégin , elle est en opposition, il est vrai, avec celles que j'ai citées, quoique les miennes viennent aussi de M. Civiale, et que leur résultat soit que de 190 calculeux, 103 ont été guéris par le broiement, 15 ont gardé leur pierre, 72 sont morts; mais, M. Begin emprunte le dire de M. Civiale lui-même, tandis que moi, j'ai analysé, rassemblé, pesé les faits annoncés par ce lithotriteur. Un seul mot : comment se fait-il que M. Civiale n'ait que 5 morts sur 244 opérés quand le rapport de M. Double en indique déjà 10 sur 40? M. Lisfranc apporte les résultats de son observation en preuve que la mortalité de la taille est plus grande qu'on ne le dit généralement; j'aurais pu aussi alléguer la mienne pour soutenir une opinion différente; car, sans avoir l'expérience de M. Lisfranc, j'approche de la quarantaine, et je compte plus de 20 années dans les hôpitaux. Je ne l'ai pas fait précisément pour échapper à l'objection de M. Roux, que nous n'avons là-dessus que des à peu près. Je me suis astreint à ne citer que des résultats obtenus dans les établissemens où l'on compte toutes les opérations, et ces résultats authentiques ne sauraient être attaqués. Enfin, il y a un point de vue qu'on a oublié; c'est le propre de la lithotritie, dit-on, de choisir ses malades; eh! sans doute, la lithotritie prend les sujets les plus favorables, et ne laisse à la taille que les plus mauvais. Qu'y aurait-il alors d'étonnant que la lithotritie eût plus de succès que la taille? Voilà pourquoi j'aurais désiré que la comparaison pût s'établir sur des sujets en nombre égal et offrant autant que possible les mêmes chances de guérison.

M. Sanson. — Je n'ai vu dans la défense de M. Amussat que des assertions dénuées de preuves, tandis que M. Velpeau me paraît avoir répondu à toutes les objections; cependant, j'ajouterai quelques remarques. Et d'abord, M. Amussat a fait valoir les difficultés de la lithotritie, le peu d'habitude qu'en ont la plupart des chirurgiens; je répondrai, que pour ma part, je l'ai assez souvent pratiquée, et que tous mes opérés ont guéri. Cela n'empêche pas que les résultats ne me paraissent être en faveur de la taille, et que cette dernière opération ne soit applicable à un bien plus grand nombre de cas. Ainsi, il est incontestable que là où la lithotritie est inutile, la taille est encore une précieuse ressource, que la lithotritie est plus difficile à exécuter, qu'elle n'offre pas autant de certitude qu'on a parfaitement évacué tous les calculs ou fragmens de calculs; enfin j'ajouterai que la guérison est plus prompte après la taille; en effet, à part un petit nombre

de cas heureux, toutes les opérations de lithotritie ont été suivies pendant long-temps de douleurs, de catarrhes, etc., suites des manœuvres opératoires et du passage des fragmens dans l'urètre.
Jusqu'ici les avantages de la taille sont manifestes.
Après cela, je ne nie pas que celle-ci ait ses accidens : les hémorrhagies, les lésions du rectum,
l'infiltration urinaire; mais la lithotritie n'en est
pas exempte non plus, et elle entraîne bien d'autres douleurs et d'autres dangers. Je pense donc
qu'elle ne doit être regardée que comme une méthode exceptionnelle.

On a dit : si vous aviez un calcul, vous vous
feriez lithotritier. Cela est vrai, et pour ma part
je me ferais lithotritier ; (Rire général.) ou pour
mieux dire, je me broierais moi-même, car je ne
confierais ni moi, ni ma vessie à personne; (On rit.)
mais prenez bien garde; c'est que je sais ce que
c'est qu'une pierre et que je choisirais le temps
favorable, le temps où le calcul serait encore peu
volumineux.

M. Amussat. — J'avais repoussé les argumens
de la statistique; et en effet, voyez ce qu'ils ont
prouvé! outre la difficulté d'avoir des élémens
certains, vous prenez d'une part tous les malades opérés depuis la découverte de la lithotritie;
pour être justes, vous devriez prendre aussi tous

ceux qu'on a opérés depuis le commencement de la taille. En effet, toute invention est d'abord incomplète et fautive ; il faut, pour la juger, attendre qu'elle ait acquis quelques perfectionnemens.

Vous déclarez cependant que vous vous lithotritieriez, si vous aviez une petite pierre ; à la bonne heure! mais alors, ne vous portez donc pas partisan outré de la taille ; distinguez les cas où elle est moins favorable, et pratiquez alors franchement la lithotritie. Car voilà ce que je reproche aux chirurgiens de nos hôpitaux : ils ne l'essaient pas, ils taillent indistinctement; et voilà pourquoi les calculeux les fuient ; et voilà surtout ce qui met entre nos opinions une énorme distance. On vient de faire grand bruit aussi des accidens de la lithotritie ; tout ce qu'on en a dit, je le nie ; ou du moins ces accidens sont fort rares.

M. VELPEAU.—Il faut des faits pour juger qu'ils sont aussi rares que vous le dites, ces accidens que vous osez nier ; or en voici. Les accidens nerveux ont tué plusieurs opérés à M. Civiale et à M. Heurteloup. J'ai trouvé divers cas de mort par péritonite; on l'avait nié. MM. Tanchou, Bancal, Civiale, ont cité des cas de déchirure de vessie : trois fois elle a été perforée, dix fois on a déchiré l'urètre ; M. Tanchou à lui seul cite 5 cas d'hémorrhagie. Notez que je ne me sers ici que des observations publiées , et il y en a un grand nombre qui ne l'ont pas été. Que voulais-je prouver par là ? que la lithotritie n'est pas plus exempte d'accidens que la taille, et que ces accidens, d'ailleurs plus nombreux, ne sont guère moins dangereux : j'accorde volontiers que plusieurs de ceux de la taille sont plus graves, mais cela n'est pas étonnant, les lithotriteurs ayant soin de prendre les malades les mieux disposés, ceux chez lesquels la taille réussit aussi très bien. Au surplus, je ne rejette pas absolument la lithotritie ; je l'ai dit dans mon rapport, et je ne vois pas pourquoi on feint de l'ignorer. J'ai seulement dit qu'elle perdra dans l'avenir de sa vogue actuelle. Vous affirmez, répète-t-on, que vous vous feriez broyer, si vous aviez la pierre. M. Sanson le dit également; mon Dieu! et moi aussi, en supposant que j'eusse un petit calcul. En cela je serais d'accord avec ce que j'ai dit dans mon rapport et voilà tout. (On rit.)

M. Lisfranc. — Nos adversaires convenant que s'ils avaient la pierre, ils la feraient broyer, la *lithotritie est sauvée !* (Vives réclamations. — M. Sanson : j'ai dit pour un calcul commençant !) Qu'importe d'ailleurs devant les faits ? Je vous ai cité un tableau statistique qui est soumis en ce moment au jugement de l'Institut : il faut en démontrer la fausseté. On élève bien haut les accidens de la lithotritie ; elle laisse des catarrhes vé-

sicaux, dit-on : oublie-t-on les suites bien autrement graves , les accidens bien autrement
nombreux de la taille ? Même dans ces cas que
vous appelez favorables , quand le calcul est
petit, la taille est bien loin d'être innocente ; je
m'en rapporte à tous les praticiens. Je ne parle
pas de ces méprises déplorables auxquelles la
taille seule est sujette; combien de fois , après
avoir ouvert la vessie, ne l'a-t-on pas trouvée vide ,
et les malades sont morts de l'opération. M.
Sanson allègue qu'avec la lithotritie on n'est pas
sûr d'extraire tous les fragmens ; je suis convaincu
du contraire et par moi-même et par tout ce que
j'ai vu sur d'autres opérés. Tant qu'il reste un
fragment de pierre le malade soufre et accuse sa
présence, et avec la position favorable qu'on fait
prendre et l'habileté des lithotriteurs , il est très
facile de l'extraire. En résumé, M. Velpeau pense
que la lithotritie perdra *un peu* dans l'avenir ;
qu'il en soit ainsi, elle peut perdre beaucoup, et
demeurer encore la méthode générale.

M. VELPEAU. Je crains que l'Académie ne soit
fatiguée. (De toutes parts : Non ! non !) Je repète
donc que quand même je me ferais lithotritier, moi
et cinquante autres médecins , cela ne prouverait
rien en faveur de la lithotritie, (Oh ! oh !) puisque
j'ai eu soin de spécifier dans quelles conditions il

faudrait que je me trouvasse pour cela et que ces conditions sont exactement celles que j'ai indiquées en commençant. Après tout, si je l'accorde en ce moment, c'est par pure concession, car n'ayant pas la pierre, j'ignore en réalité ce que je ferais dans le cas contraire. M. Lisfranc a fait un nouveau reproche à la taille ; c'est qu'on la fait quelquefois quand il n'y a pas de pierre ; mais cela est commun à la lithotritie : en voici un exemple tout récent. Un lithotriteur très connu sonde un malade, et trouve un calcul trop gros pour le broyer ; on appelle un chirurgien pour pratiquer la taille ; il n'y avait point de pierre ! (Rire général. Une voix : mais le fait prouve contre la taille !) Il prouve qu'on peut essayer la lithotritie quoiqu'il n'y ait pas de calcul dans la vessie !

Séance du **12** Mai **1835**.

M. Souberbielle informe l'Académie qu'il vient de pratiquer la taille sur un médecin d'Andelot, et que le malade était guéri le 10ᵉ jour.

A cette occasion, l'auteur fait quelques réflexions sur la discussion qui a eu lieu dans la dernière séance. Sur les 133 malades opérés par lui, plus de 30 avaient été soumis antérieurement à des tentatives de lithotritie. Il nie complètement la presque innocuité dont on a gratifié le broiement, et les prétendus perfectionnemens apportés au Manuel opératoire. En effet, dit-il, les mêmes accidens survenus à la naissance de la lithotritie, se reproduisent encore aujourd'hui, et dans les mains des mêmes opérateurs. Ainsi, si en 1824 M. Turgot a eu l'urètre et le rectum perforés; si en 1826 le docteur Petit a eu une déchirure du canal et cinq dépôts urineux, en 1828 M. Le Sénécal a eu une perforation de l'urètre et du corps caverneux, M. Gasselin a eu une déchirure du canal et une abcès de la paroi antérieure de la vessie, en 1832 le général Roguet présenta encore un exemple de déchirure urétrale et d'infiltration urinaire, et en 1834 M. Hector Chaussier a la vessie pincée deux fois et deux portions de sa membrane muqueuse sont entraînées par l'instrument lithotriteur.

M. Labat adresse des réflexions sur la même discussion, et annonce qu'il s'occupe d'un Mémoire où il montrera les avantages des nouveaux procédés de la lithotritie. En attendant, il propose à M. Velpeau de prendre 10 calculeux; 5 seront taillés par M. Velpeau, 5 seront broyés par M. Labat, et celui des deux opérateurs qui aura moins de succès que l'autre, soldera une somme de 1000 fr. aux 10 opérés. Cette dernière partie de la lettre, par décision du conseil, n'a point été lue à l'Académie.

*Séance du **19** Mai **1835**.*

L'ordre du jour est la continuation de la discussion sur la lithotritie.

M. Roux demande la parole pour un fait personnel. A la fin de la dernière séance, dit l'honorable membre, M. Velpeau a cité le fait d'un chirurgien qui aurait pratiqué la taille sans qu'il y eût de pierre; un lithotriteur avait cru en trouver une, et le fait était cité pour prouver que les erreurs de ce genre sont communes à la lithotritie et à la taille. C'est de moi qu'il s'agissait; et je dois, dans l'intérêt de la vérité, dire ici ce qui s'est passé. Un chirurgien qui s'occupe spécialement de lithotritie, avait en effet constaté la présence d'un calcul; il avait même tenté de le broyer; mais la pierre parut trop volumineuse pour être saisie par les instrumens ordinaires. Il se résigna donc à faire tailler son malade. Je fus choisi pour l'opération ; mais le malade était si pusillanime qu'il refusa de me laisser constater par le cathé-térisme la présence de la pierre ; ce ne fut qu'au moment même de la taille que je pus enfin le sonder à plusieurs reprises, et toujours sans trouver de calcul. Le chirurgien lithotriteur, qui était présent et devait m'assister dans l'opération, explora la vessie à son tour ; il ne sentit pas la pierre plus que moi, et *le malade ne fut pas taillé*. Il a succombé depuis à d'autres accidens ; et sa femme n'ayant pas voulu consentir à le laisser ouvrir, nous n'avons pas pu nous assurer si en effet la vessie était vide, ou bien si, comme cela arrive assez fréquemment, le calcul s'était réfugié en quelque coin de l'organe, où il échappait aux recherches de la sonde ; voilà le fait dans sa réalité : mais il sert toujours à démontrer ce qu'a avancé M. Velpeau, que l'on peut se tromper sur la présence d'un calcul, soit qu'on fasse la taille, soit qu'on pratique la lithotritie.

M. Segalas demande aussi la parole pour un fait personnel. (Murmures.) Il expose qu'il n'était pas aux dernières séances ; mais, d'après le compte rendu des journaux, M. Velpeau aurait dit qu'on a eu tort de présenter l'application de la lithotritie aux enfans, comme une pratique nouvelle. Comme c'est moi qui ai lu à l'Académie

le seul travail sur la lithotritie chez les enfans
qui lui ait été présenté, avant celui qui fait l'objet
du rapport en discussion, j'ai dû prendre ce reproche pour moi. Or, je n'ai point dit que ce fût
une pratique nouvelle ; en effet, il y a déjà six
ans que je l'ai faite sur un enfant qui a été montré à l'Académie. (Murmures et cris : ce n'est
point un fait personnel, l'ordre du jour !)

M. LISFRANC. — Presque toute l'argumentation
de M. Velpeau, dans l'avant-dernière séance, a
porté sur des chiffres ; il a accumulé les statistiques tendant à démontrer les brillans succès de
la taille, l'énorme mortalité de la lithotritie. C'est
sur ce terrain que je veux le suivre. Et d'abord,
qu'il me soit permis de faire quelques observations. Pour qu'une statistique ait quelque valeur,
il faut qu'elle réunisse diverses conditions. La
première sans doute est de comprendre indistinctement tous les faits, de ne pas trier à plaisir
ceux qui sont favorables, en laissant les autres
dans l'ombre. La seconde est de citer juste ; car,
si les élémens sont inexacts, qui pourra compter
sur les résultats ? La troisième, enfin, est de peser
mûrement les faits qu'on met en regard, pour
ne pas comparer entre eux des élémens tout-à-
fait dissemblables ; et c'est dans ce sens que nous
adoptons pleinement cette maxime célèbre : *non*

numerandæ, sed perpendendæ sunt observationes.
Voyons si la statistique de M. Velpeau remplit
bien ces trois conditions.

Et d'abord, pour ce qui regarde la lithotritie,
j'ai déjà fait voir que M. Velpeau s'était arrêté à
quelques résultats favorables à sa thèse en appa-
rence, et qu'il n'avait pas tenu compte des autres.
Il a pris trois ou quatre comptes rendus partiels,
et n'a dit mot des chiffres bien autrement élevés,
rapportés par M. Bégin d'après M. Civiale. Il a
omis également de parler des résultats obtenus à
Londres par M. Heurteloup, qui, sur 38 malades
lithotritiés, n'en a perdu qu'un seul. Mais je
passerai rapidement sur cette légère objection.
Du moins, M. Velpeau s'est-il appuyé sur des
faits bien exacts?

M. Bancal, a-t-il dit, sur 14 opérés, n'en a
guéri que deux; les douze autres sont morts ou
ont gardé leur pierre. Un pareil résultat serait
bien grave; et l'on ne concevrait pas que M. Bancal, après tant d'insuccès, se porte encore le
défenseur enthousiaste de la lithotritie. Heureusement le mal n'est pas si grand; et d'abord, au
lieu de deux individus guéris, M. Bancal en
cite 4, trois hommes et une femme. J'ai entre
les mains les détails résumés de ces observations; mais je ne veux pas en fatiguer l'Acadé-

mie ; je renverrai seulement aux observations 1, 2 et 4 du livre de M. Bancál (1), pour les hommes, et à la première des observations qui ont trait aux femmes.

Mais enfin que sont devenus les dix autres sujets ? Ici je dois d'abord établir que M. Bancal n'a point voulu faire de statistique ; tout son livre étant partagé en trois sections, *cas favorables à la lithotritie*, *cas compliqués* et *cas contr'indiqués*. Il a ajouté, à chaque chapitre, des observations comme exemples et comme preuves à l'appui des doctrines ; ce sont donc des faits choisis qu'il rapporte et conséquemment des faits qui ne peuvent servir d'élémens de statistique. Mais il s'en faut de beaucoup encore que ses dix malades aient été opérés et soient morts ou aient gardé leur pierre. Ainsi dans trois cas le calcul ne put être saisi ; il n'y eut donc pas d'opération. Dans trois autres l'état des viscères contr'indiquait l'opération, et on fut obligé de suspendre les séances. Dans un autre le calcul ne fut détruit qu'en partie. Enfin, des trois individus qui ont succombé, l'un offrit à l'autopsie un squirrhe du pylore avec une altération profonde des reins ; un second ne fut point lithotritié ; après trois intro-

______

(1) *Manuel pratique de la Lithotritie*, Paris, 1829, in-8, fig.

ductions de la sonde, de dix minutes chacune,
il survint une fièvre avec frissons à laquelle il
était sujet depuis longues années et qui l'emporta.
Enfin, le troisième, qui était venu de Madrid à
Bordeaux, et vint ensuite de Bordeaux à Paris,
mourut ici avec des lésions organiques très graves
des organes urinaires, qui furent démontrées par
l'autopsie. Ainsi, pour les faits de M. Bancal,
M. Velpeau ne les a donc ni assez bien comptés,
ni assez bien appréciés. Je ne trouve pas qu'il
ait été beaucoup plus heureux dans ses recherches
sur la taille.

1° M. Velpeau dit qu'à l'hôpital de la Charité,
de 1719 à 1728, on a taillé 1200 pierreux, sur
lesquels il en est mort 255; ce qui fait un mort
sur 4 et demi environ. On trouve dans le *traité
de la taille* de Morand, un relevé des opérations
faites à la Charité de 1720 à 1727 inclusivement;
le total ne va qu'à 208 opérés, sur lesquels il y
a eu 71 morts, c'est-à-dire un sur trois opérés.

Morand donne un autre tableau tiré de l'Hôtel-
Dieu durant le même temps; on y trouve un total de 604 opérés, sur lesquels 184 sont morts,
ou 1 sur 3 1/4 environ.

En ajoutant ces deux tableaux ensemble, on
obtient un total de 812 opérés, sur lesquels 255
sont morts; 1 sur 3 et 1/6. Je ne connais pas

d'autres tableaux publiés sur cette époque ; il est même à noter que le chiffre des morts de l'Hôtel-Dieu et de la Charité ensemble, est le même que celui que M. Velpeau attribue à la Charité seule ; mais il y a une énorme différence entre son total de 1200 opérés, et le total réel qui est de 812.

Morand donne ailleurs (*Opuscules de chirurgie*) le tableau des pierreux taillés à la Charité, de 1731 à 1735 : sur 71 opérés, 32 sont morts.

2° M. Velpeau dit que sur 1629 opérés, Saucerotte n'en a perdu que 147. De ces 1629, il faut d'abord déduire 65 femmes, chez lesquelles on sait que la taille est bien moins périlleuse ; en effet, sur 65 femmes, 2 seulement sont mortes ; restent 1564 calculeux mâles, sur quoi 145 sont morts, c'est-à-dire 1 sur 11 opérés environ, ce qui est encore très beau. A quoi tient un semblable succès ? le voici : Saucerotte n'opérait presque que sur des enfans ; ainsi, sur 1564 calculeux, on en compte 1119 au-dessous de 13 ans ; de 41 à 78 ans, époque où la mortalité est bien plus grande, Saucerotte n'en a taillé que 60 ! Jamais la taille n'a été pratiquée dans des conditions plus favorables.

3° M. Velpeau cite des résultats obtenus en Angleterre, publiés par MM. Smith et Cross. Ils sont moins beaux que ceux de Saucerotte, mais ils sont encore satisfaisans. J'ai trouvé dans le *Dict. de chirurgie* de Samuel Cooper, art. CALCULS URINAIRES, des tableaux qui diffèrent un peu de ceux de M. Velpeau, et qui permettent de concevoir alors les succès des Anglais.

A Bristol, sur 355 malades, on en comptait 177, la moitié, au dessous de 14 ans. Malgré cette circonstance si favorable, la mortalité générale est de 1 sur 4 1|2. Chez les calculeux qui avaient passé 60 ans, la mortalité est de 1 sur 2, ou 2 1|2 au plus.

A Leeds, la proportion est meilleure ; sur 197 calculeux, il n'en meurt que 28, 1 sur 7 environ ; mais le nombre des opérés au dessous de 14 ans était de 101, plus de la moitié.

Il y a même une autre déduction à faire : ainsi, en réunissant les chiffres de ces deux hôpitaux, on aurait 552 opérés ; il faut en ôter 16 femmes.

Pour l'hôpital de Norwich, les chiffres et les documens sont bien plus précis ; il y a eu 506 opérés, dont 28 femmes. Nous écarterons ces 28 femmes qui n'ont donné que 2 morts, ou 1 sur 14. Il nous restera 478 calculeux, sur lesquels 68 sont morts, c'est-à-dire 1 sur 7, résultat magnifique encore ; mais sur ces 478 opérés, il y en avait 227 au-dessous de 14 ans, et pour ceux-là

on convient que la taille est préférable à la lithotritie. En effet, sur ces 227 enfans, il n'en est
mort que 12, c'est-à-dire 1 sur 19. Mais sur les
251 restans, et compris sous le nom d'adultes,
quoique ceux de 15 et 20 ans offrissent encore
de bien belles chances, veut-on savoir combien
il en est mort? 56, c'est-à-dire 1 sur 4 1|2. Il n'y
a plus tant de quoi se vanter.

4° Cheselden, dit-on, sur 213 taillés n'a eu que
24 morts, 1 sur 9 à peu près. Cela demanderait à
être prouvé, d'autant plus que Cheselden avoue
quelque part (Morand, *Opuscules de chirurgie*,)
que sur 10 malades taillés par lui, au haut appareil, 4 moururent, et 1 cinquième éprouva des
accidens affreux, *étant devenu comme un squelette
par ses souffrances*. Ce qu'il y a de plus clair là
dedans, c'est que Cheselden avait besoin de déprécier la taille sus-pubienne, pour vanter son
procédé-périnéal.

5° Frère Côme, sur 100 opérés, n'en a perdu
que 19, 1 sur 5. Notez qu'il faut ôter de ce nombre 59 femmes, après quoi il vous restera 41
hommes, dont il est mort 10, c'est-à-dire 1 sur 4.

6° On cite les assertions de Petrunti, Pajola,
Santoro, etc., etc., qui ne perdent en Italie que 1
malade sur 20, 25, 56 opérés. Cela est peu croya-
ble, si on le compare aux documens donnés par

la *Gazette médicale* du 4 avril 1835, sur les opérations faites depuis 14 ans dans les hôpitaux de Naples. Sur 440 opérés, il en est mort 65, c'est-à-dire un peu plus de 1 sur 7 ; c'est déjà un déchet considérable. Si ensuite nous ôtons du chiffre total 14 femmes, il restera 426 calculeux, sur lesquels 203 n'avaient pas atteint l'âge de 15 ans. A prendre les proportions de mortalité indiquées pour cet âge à l'hôpital de Norwich, on voit que les succès des lithotomistes napolitains se réduisent à peu près à ceux que nous obtenons à Paris.

Il résulte bien évidemment de tout cela que, ni la lithrotritie n'est aussi fatale, ni la taille aussi heureuse qu'il avait été dit. J'ajouterai une autre réflexion ; c'est qu'à mesure que la lithotritie deviendra populaire, les malades que la taille effrayait viendront de meilleure heure consulter le chirurgien. Le nombre des calculs anciens et volumineux décroîtra naturellement, et puisqu'il est accordé que pour les petits calculs la lithotritie doit être préférée, c'est donc une chance de plus qu'elle a dans l'avenir, de devenir méthode générale.

M. VELPEAU. — Je suis bien aise de voir que M. Lisfranc se soit servi aussi de relevés statistiques, car dans l'avant-dernière séance, les défen-

seurs de la lithotritie les repoussaient comme de
mauvais argumens. (M. Lisfranc: non pas moi!)
Mais cela se conçoit. Quand la statistique donne
des résultats contraires, on la rejette; quand elle
est favorable, on l'approuve. Après tout, ai-je
donné moi-même, comme incontestables, les succès annoncés pour la taille? On ne me croira pas
assez crédule pour admettre, d'une manière générale, qu'on ne perd qu'un opéré sur 40 taillés, ou
sur 25, ou même sur 20; j'ai été le premier à
dire qu'on pouvait en rabattre si l'on voulait, à
condition de me laisser rabattre moi-même des
succès de la lithotritie.

On me reproche d'avoir omis de citer les relevés publiés par M. Begin. J'ai mieux fait, j'ai pris
les comptes-rendus et les ouvrages de M. Civiale
lui-même; c'est là que j'ai *puisé* et *pesé* mes observations. Mais, pour me servir d'une expression échappée à M. Amussat dans la discussion,
les personnes qui se livrent spécialement à la lithotritie le font vraiment avec une sorte d'*amour*,
et l'amour qui, comme vous le savez, est aveugle
quelquefois, abuse ces messieurs et ne leur permet pas de voir les défauts de la lithotritie. Ainsi,
tous les malades qu'on a essayé de broyer sans
succès, et qu'on a été obligé d'abandonner après
quelques tentatives, on ne les compte point parmi

les opérés; ceux qui sont morts, on les dit morts avant l'opération, ou par des causes étrangères à l'opération; c'est ainsi qu'on arrive à de si beaux chiffres. Je prendrai même pour exemple ces fa meux relevés de M. Begin, que M. Lisfranc a bien pesés ; qu'y voyons-nous ? Sur 429 calculeux, qui se sont adressés à M. Civiale, il n'en a trouvé que 244 susceptibles d'être lithotritiés ; et voyez d'abord cette méthode générale qui commencerait par rejeter près de la moitié des malades ! Mais, messieurs, sur les 183 autres, on ne tient compte que de 88 opérés par la taille. Que sont devenus les 97 restans? Le voici : écoutez bien. Sur ces 97 cas, « il n'y a pas eu réellement lithotritie, soit » que les désordres généraux et les altérations or- » ganiques locales eussent fait assez de progrès » pour enlever tout espoir de réussite, soit que » les malades aient refusé de se soumettre à » d'*autres tentatives*, après qu'on eut reconnu » l'impossibilité de pratiquer le broiement. » Cela fait donc deux classes, les uns qui ont très-pro- bablement succombé, bien qu'on ne le dise pas, puisqu'on avoue que tout espoir était perdu; les autres, chez qui on a fait plusieurs tentatives, et qui ont *refusé de se soumettre à d'autres essais*. Et parmi ceux-là, qui constitueraient au moins des échecs, quand même les malades auraient survécu, pense-t-on qu'il n'en soit point mort?

Si vous lisez les observations publiées avec détail par M. Civiale même, vous voyez combien ces prétendues opérations préliminaires sont graves, combien elles emportent de malades; vous concevez alors pourquoi il a fallu les rejeter du cadre des opérations définitives, afin de ne pas effrayer le public par un chiffre énorme de mortalité. Rétablissons donc les chiffres : au lieu de 244 lithotrities, mettez-en 341, sur ce nombre vous n'avez, de votre aveu, que 236 guérisons. Mais ce n'est pas tout, car la lithotritie a fait choix ici des meilleurs malades, il en reste 88 qu'elle a laissés à la taille, et, sur ce chiffre des malades les plus mauvais, 48 sont morts, sans parler de 8 autres qui ont conservé des infirmités. Ainsi, sur un total de 429 calculeux, avec les ressources combinées de la taille et de la lithotritie, vous avez obtenu, de votre aveu, 268 guérisons, 161 sont morts ou restés infirmes, ou ont gardé leur pierre. Eh bien! la taille toute seule, même avec les résultats auxquels est arrivé M. Lisfranc, la taille, avec un mort sur 4, 5 ou 6 opérés, est encore beaucoup plus favorable; ceci prouve déjà, il me semble, que M. Lisfranc, qui donne de si beaux préceptes, ne les a pas suivis en cette circonstance, et qu'au lieu de peser les faits, il s'est tout simplement borné à les compter.

On a cité ensuite les succès de M. Heurteloup :
M. Heurteloup voit aussi la lithotritie avec amour,
il écarte avec soin les faits qui pourraient lui
nuire. Si ce point rétréci de la question qui s'a-
gite en valait la peine, je pourrais examiner les
résultats annoncés par M. Heurteloup. J'ai là des
lettres de plusieurs chirurgiens distingués de
Londres, qui ont vu de ces opérations de lithotritie ; mais je ne m'en servirai qu'autant que j'y serais obligé.

On m'a repris sur M. Bancal : au lieu de 2 guérisons sur 14 malades, il y en a quatre. Eh bien !
admettez ces 4 succès et concluez !

Pour les relevés statistiques de la taille, M. Lisfranc a cité des chiffres différens des miens. Probablement c'est que nous n'aurons pas puisé aux
mêmes sources. Mais, en allant aussi loin que
M. Lisfranc, il est certain au moins que la taille
ne perd que 1 malade sur 4 opérés. Eh bien ! il
faut nous démontrer que la lithotritie n'en perd
pas davantage, avant de la prendre comme méthode générale. Je pourrais dire aussi que ni les
relevés statistiques de la taille, ni ceux de la lithotritie ne présentent d'authenticité suffisante, à
l'exception de quatre ou cinq d'entre eux peut-être.
On s'abuse sur ses succès, même sans y mettre du

charlatanisme. Ainsi, dans le livre de M. Civiale, où respire partout la plus entière bonne foi, vous voyez cités un grand nombre d'individus sortis soi-disant sans avoir été opérés, parce que, après trois ou quatre tentatives, on a renoncé à la lithotritie. Les lithotomistes peuvent s'abuser de même et mettre beaucoup de morts sur le compte de maladies étrangères à l'opération. Voilà pourquoi j'insiste sur cette idée d'essais publics et comparatifs entre les deux opérations; ou bien encore, comme on l'a proposé, d'une commission de chirurgiens qui suivraient toutes les opérations commencées dans les établissemens publics, et tiendraient note des résultats. Alors, mais seulement alors, nous aurons des élémens d'appréciation positifs. Voilà pourquoi surtout j'ai voulu peser moi-même les faits, et ne pas m'en tenir au dire de chaque opérateur, pourquoi je demande que toutes les opérations de lithotritie qu'on viendra nous annoncer subissent un contrôle.

. Je n'ai plus à réfuter qu'une seule assertion : M. Lisfranc pense qu'à l'avenir, les malades se présentant de bonne heure, nous n'aurons à faire qu'à de petits calculs, faciles dès-lors à broyer. Mais y a-t-on bien songé? Ne sait-on pas que les malades gardent très-souvent leur pierre sans la sentir, que le calcul est déjà très-gros quand ils commencent à se plaindre, et qu'ignorant la cause de leur mal, ils vont ainsi et le gardent parfois 8, 10, 15 ans et plus? Certes, depuis dix ans la lithotritie a fait assez de bruit dans le public, et la proportion des grosses pierres, toujours plus nombreuses que les petites, n'a aucunement diminué.

M. Amussat. — Messieurs, la question agitée devant vous est d'une haute importance ; si le rapport de M. Velpeau eût été adopté sans contradiction, il aurait eu un funeste retentissement partout où l'on pratique la taille ; et quand cette discussion n'aurait pour effet que d'empêcher ce fâcheux résultat, elle aurait encore été un bienfait pour l'humanité et pour la science. Mais déjà, si je ne me trompe, elle a fait luire de telles lumières que la décision ne saurait plus être douteuse.

Toute l'argumentation de M. Velpeau porte à peu près sur ces deux points: 1° la taille dans l'enfance a véritablement moins d'inconvéniens que la lithotritie ; 2° les relevés statistiques sont en faveur de la taille. La première assertion est accordée, et ne prouve rien d'ailleurs pour la question générale. Quant à la seconde, je répète que je n'accorde aucune confiance à la statistique comparative, parce que les élémens en sont trop inexacts ; et comment pourrais-je y croire, quand

vous avez entendu M. Velpeau lui-même dire que
les relevés qu'il cite étaient empreints d'une évi-
dente exagération ? J'ai déjà comparé cette statistique pour les opérations à la statistique des ba-
tailles, où chaque parti prétend toujours avoir
perdu moins de monde que l'ennemi. Mais, dit
M. Velpeau, on n'a qu'à prendre un nombre égal
de calculeux pour la lithotritie et pour la taille ;
les opérer en public, sous les yeux d'une commission ; on aura alors des données positives.
Je dis d'abord que quand même cette expérience
pourrait être faite, elle ne prouverait rien. J'ai été
dupe une fois de ces promesses de la statistique ;
j'avais essayé de comparer l'extraction et l'abais-
sement de la cataracte ; et ici cependant les conditions étaient les plus semblables possible ; on
pouvait opérer un œil d'une façon, l'autre de
l'autre ; eh bien ! les chiffres n'ont rien prouvé
du tout. Tantôt une opération réussissait mieux,
d'autres fois plus mal ; il pourrait en arriver autant
dans vos expériences ; que concluriez-vous alors ?
Mais surtout je m'élève contre cette proposition
comme inhumaine et barbare ; je m'élève contre
cette assertion, que le chirurgien peut choisir à
son gré tel ou tel moyen ; quand il s'agit de vie ou
de mort, non, le choix ne saurait être libre ;
il y a obligation de préférer l'opération la moins

grave, le broiement de la tête du fœtus à l'opération césarienne, le taxis à l'opération de la hernie étranglée, la lithotritie à la taille. Car notez bien ceci : la lithotritie et la taille ne sont pas réellement en rivalité directe; toutes deux ont leurs indications spéciales, et ce qui convient à l'une ne va pas à l'autre. C'est ainsi que, il y a dix ans, j'ai défendu de toutes mes forces la taille, que certains enthousiastes voulaient remplacer dans tous les cas par la lithotritie, et par la même raison, je défends aujourd'hui la lithotritie contre les enthousiastes de la taille. Vous proposez, M. Velpeau, de soumettre aux deux opérations des malades placés dans les mêmes circonstances; mais cette identité de circonstances est un rêve que la pratique n'a jamais réalisé. Si vos malades étaient dans les mêmes circonstances, il devraient guérir tous ou succomber tous; car pourquoi des effets différens avec des conditions semblables ? Vous supposez cependant qu'il y aura des insuccès; c'est la proportion des insuccès que vous voulez même comparer. Mais ceux qui seront morts, direz-vous qu'ils étaient dans les mêmes circonstances que ceux qui auront guéri ?

Mais je veux supposer un moment, en théorie, ce qui ne saurait exister en pratique, des conditions égales pour un certain nombre de malades.

Je demande maintenant à M. Velpeau dans quelle classe de calculeux il choisira les individus à opérer. Osera-t-il comparer, par exemple, les deux opérations sur des sujets jeunes, dont la vessie soit saine, peu irritable, et le calcul petit et peu dur ? Evidemment tout l'avantage serait ici pour la lithotritie. Prenez des circonstances tout opposées, la taille sera probablement plus heureuse. Que résulte-t-il de ceci, Messieurs? c'est que manifestement la question a été mal posée ; c'est qu'il ne s'agit pas de savoir, en thèse générale, si une opération vaut mieux que l'autre , mais bien en quels cas elle vaut mieux que l'autre; de savoir si l'une doit être la méthode générale, et l'autre l'exception; mais dans quels cas l'une ou l'autre sera la méthode générale, l'une ou l'autre l'exception. (Très bien !)

Je dis donc, reprend M. Amussat, que déjà la grande majorité des calculeux peut se diviser en deux principales catégories, ceux pour qui la lithotritie doit être préférée, ceux pour qui la taille promet d'être favorable. (Mouvement marqué d'attention.) Je comprends dans la première catégorie les cinq cas suivans :

1.er cas. Calcul petit ; organes urinaires sains.

2.e Calcul un peu plus gros; vessie saine.

3.e Deux petits calculs; vessie saine.

4.e Calcul du volume d'une noix, mais mou et friable; les organes urinaires sains.

5.e Trois petits calculs; vessie saine.

Ainsi les conditions les plus favorables pour la lithotritie, c'est que la vessie soit saine et les calculs petits ou friables. Alors certainement elle n'admet pas même de comparaison avec la taille; et vous avez ouï M. Velpeau dire que lui-même, en cas pareil, se ferait lithotritier. Eh bien! ces cinq cas comprennent aujourd'hui déjà les deux tiers des calculeux. Si donc il ne s'agissait que d'une question de chiffres, elle serait résolue pour la lithotritie. Ajoutez qu'à l'avenir, comme l'a très-bien remarqué M. Lisfranc, les malades, plus confians, réclameront plus tôt les secours de l'art; car je ne saurais regarder comme une réponse sérieuse, que les malades ne sentent la présence d'un calcul que quand il est volumineux.

La seconde catégorie comprend également cinq cas, ce sont les suivans :

6.e cas. Calcul volumineux et dur.

7.e Calcul mural.

8.e Calcul volumineux; complication de catarrhe vésical.

9ᵉ cas. Deux gros calculs.

10ᵉ Calcul unique remplissant la vessie.

Ce sont là des cas qui paraissent complètement dévolus à la taille ; et cependant l'expérience nous a appris que cette loi générale souffrait de très-nombreuses exceptions. Il ne faut pas perdre de vue, dans cette discussion , que les accidens dont on nous oppose l'effrayante histoire, remontent à une époque déjà loin de nous, où la lithotritie était dans son enfance, les instrumens mauvais, les opérateurs moins exercés. Il y a une époque de développement pour tous les arts; que dirait-on de nous, si, pour combattre la taille, nous allions remonter au temps d'Hippocrate , qui la regardait comme si terrible qu'il la défendait à ses élèves? C'est à partir de 1831 seulement qu'il est permis de prendre la lithotritie pour la juger d'une manière impartiale. Depuis les progrès qu'elle a faits à dater de cette époque , les calculs qui exigeaient auparavant quinze, vingt, vingt-cinq séances, sont pulvérisés en quatre ou cinq séances; la durée des séances a été elle-même abrégée, et je parle d'essais faciles à faire, les calculs sur la table, avec les différens instrumens. Tous les reproches adressés aux anciens procédés tombent donc devant les nouveaux; et c'est de la lithotritie actuelle qu'il s'agit.

Eh bien! avec les perfectionnemens actuels, je dis que dans tous les cas il faut commencer par la lithotritie ; *tâter le malade*, qu'on me passe l'expression. Si l'on a à faire à un sujet très-irritable, qu'on s'arrête; c'est la loi. Mais dans le plus grand nombre des cas, la douleur causée par le premier essai s'affaiblit au second, et ainsi de suite; le malade s'habitue à la lithotritie, et à la fin il ne sent presque plus rien. Je prie l'Académie de me permettre de lui citer un de mes malades dont l'histoire a été assez répandue; je veux parler de M. Poterlet qui a été opéré cinq fois de la pierre. Il y a dix ans, il fut lithotritié pour la première fois par M. Heurteloup; un an après, il le fut par moi. La pierre revenue une troisième fois, il craignit que la lithotritie n'eût laissé quelques fragmens dans sa vessie; il préféra la taille, et ce fut moi qui l'opérai. La vessie fut parfaitement vidée; et cependant le calcul revint encore. Le malade a été depuis lithotritié pour deux récidives. Ceci est à noter, car a on dit que la lithotricie exposait aux récidives en laissant des fragmens; et voici un homme délivré par la taille, et chez qui des calculs sont encore revenus deux fois. Mais je reviens. M. Poterlet, à la fin, était tellement habitué à la lithotritie, qu'il m'écrivait : « J'aime autant une séance de lithotritie que me faire arracher une dent. » (On rit.)

M. Velpeau. — Pas plus que cela !

M. Amussat. — On commence donc par tâter son malade; s'il supporte bien l'essai, on continue; et fallût-il y mettre dix séances, on finit par le délivrer de son calcul. J'ai fait ceci pour des pierres grosses et dures, et je possède déjà des faits nombreux de broiement pratiqué avec succès même sur des pierres murales. Seulement, quand la dureté est excessive, on essaie de miner la pierre par des perforations successives avant de l'écraser; et si les tentatives sont trop douloureuses, on a recours à la taille. La contre-indication paraît bien plus formelle quand il y a un catarrhe vésical, et j'avais pensé d'abord que jamais en pareil cas on ne devait tenter la lithotritie. Plusieurs faits de succès complet m'ont forcé à revenir de cette opinion trop absolue. Quand il y a deux grosses pierres, on peut essayer comme s'il n'y en avait qu'une; enfin, il n'est pas jusqu'à ce dernier cas si grave d'une pierre remplissant la vessie, où le broiement ne doive être d'abord tenté. Ici aussi j'avais établi en principe qu'il fallait de prime-abord recourir à la taille; mais en recueillant, en comparant les observations de lithotomie tentée sur des calculeux de ce genre, qu'ai-je trouvé? des accidens énormes, la vessie déchirée, la pierre cassée en morceaux, les fragmens impossibles à extraire en totalité ; et en considérant d'autre part que ces calculs si volumineux sont composés de phosphates et généralement friables, je pense qu'il y aurait des chances favorables à essayer la lithotritie.

Je n'ai point cité dans ces catégories les pierres enkystées, qui offrent autant de dangers pour une opération que pour l'autre ; non plus que quelques autres complications. Quand il y a rétrécissement de l'urètre, il faut le détruire d'abord et voilà tout. Il était à craindre que dans la paralysie de la vessie, cet organe ne pût se délivrer des fragmens produits par le broiement ; mais plusieurs faits m'ont rassuré sur ce point : je pourrais citer entre autres un sculpteur, employé à l'arc de l'Etoile, que j'ai opéré par la lithotritie ; la paralysie était si complète qu'elle persiste encore aujourd'hui, et cependant ce malade a été complètement débarrassé d'un de ses calculs.

En résumé, on doit donc, dans tous les cas, commencer par essayer la lithotritie. Réussirat-on toujours ? on ne saurait ni le promettre, ni l'exiger ; il n'est pas d'opération, si légère qu'elle soit, qui n'entraîne quelquefois des accidens graves et même mortels, et la lithotritie serait trop heureuse si elle faisait seule exception. Mais d'une part, dans les cas ordinaires, la lithotritie entraîne toujours moins d'accidens que la taille ; car la taille offre les mêmes dangers , plus ceux qui lui sont propres ; et dans les autres cas, dès qu'il est reconnu que la lithotritie ne convient pas, nous disons qu'il faut recourir à la taille. Nous ne sommes donc partisan absolu ni de l'une ni de l'autre ; les circonstances seules dirigent notre choix, mais nous croyons être dans le vrai en disant qu'il faut s'adresser d'abord à la lithotritie, et que tous les médecins et que M. Velpeau lui-même, s'il avait la pierre, commenceraient par l'essayer.

M. VELPEAU. — Lorsque j'ai dit que je me ferais lithotritier, j'ai eu soin de préciser en quelles circonstances ; je les avais indiquées d'ailleurs dans mon rapport pour la lithotritie en général. Il est évident que pour être conséquent aux principes posés d'abord par moi, je devrais me soumettre au broiement de préférence à la taille, si la pierre était petite ou friable, et que mes organes fussent sains. Enfin, puisqu'on attache à cet aveu tant d'importance, qu'on me permette de répéter, pour plus d'exactitude, que si j'avais la pierre, je ne sais pas ce que je ferais. Il ne faut pas dire d'ailleurs *tous les médecins*, car nous avons la preuve du contraire ; c'est un médecin qui s'est fait récemment tailler par M. Souberbielle, et il ne serait pas difficile d'en citer d'autres. Pour revenir tant de fois sur un pareil argument, il faut en vérité ne pas en avoir d'autres !

M. Amussat ne veut pas d'expériences comparatives, et il affirme que la statistique ne prouve
rien. La mauvaise statistique, sans doute, pas
plus qu'un mauvais raisonnement; mais la statistique fondée sur des documens exacts prouve
beaucoup : j'irai plus loin ; c'est le seul moyen
que nous ayons d'arriver à une solution dans les
questions médicales ; et vous-même, qui rejetez
la statistique, vous en faites tous les jours à votre
insu. La statistique est une arme puissante, qui
sert à propager l'erreur quand elle est mal faite
(et il s'en faut que tout le monde sache la manier);
mais si vous l'appliquez bien, vous n'avez rien
qui puisse lui être comparé dans les questions de
thérapeutique. Voilà ce qu'il fallait dire. Mais il
y a une autre objection : de semblables expériences seraient barbares. Pourquoi cela? C'est que
la lithotritie vaut mieux que la taille. Nous pour-
rions répondre à M. Amussat que la taille vaut
mieux que la lithotritie, et que c'est lui qui est
un barbare ; nous n'en ferons rien, par une excellente raison : c'est que tout cela est précisément en question, et c'est parce que cela est en
question, et que de très-bons esprits restent dans
le doute, que nous proposons l'unique moyen de
les éclairer.

M. Amussat ne veut pas des faits antérieurs à

1831, c'est-à-dire de la plus grande partie des faits publiés. Il a raison sans doute, parce que ces faits sont trop défavorables à sa thèse. Pourquoi cependant les rejette-t-il ? Parce que la lithotritie a subi des perfectionnemens.Mais, Messieurs, ces perfectionnemens sont chose aussi contestée que tout le reste ; et je m'en rapporte à cet égard aux lithotriteurs eux-mêmes. En voici un qui, en 1833, s'écrie : « La lithotritie ne saurait désormais aller plus loin. » (On rit.) En voici un autre qui blâme énergiquement le percurteur, regardé comme une perfection par d'autres ; un troisième est bien plus sévère, il prétend que ni la pince à trois branches, ni le percuteur, ni l'instrument de Jacobson ne resteront dans la pratique. (On rit.) Avant de nous parler de ces perfectionnemens , accordez donc M. Heurteloup avec M. Civiale, et tous deux ensuite avec M. Tanchou !

Ainsi vos perfectionnemens sont encore à démontrer, et maintenant je vous défie de les démontrer autrement que par la statistique ; car, en définitive, si le perfectionnement ne sert en rien aux malades, si vous avez autant d'accidens et autant de morts, je ne vois pas ce qui pourrait faire préférer un procédé à l'autre.

Pour démontrer qu'une méthode vaut mieux que les autres, il faut d'abord prouver que son introduction dans la science ou dans la pratique a diminué le nombre des victimes, a réellement amélioré le sort des malades; or, c'est ce qui n'a pas encore été fait pour la lithotritie, et c'est ce que je vous prie de vouloir bien faire. Remarquez même la faveur dont jouissent vos perfectionnemens : voici ce qu'ajoute M. Begin, que vous invoquiez tout-à-l'heure.

« Malheureusement, dit-il, les résultats de la lithotritie n'ont pas toujours été aussi satisfaisans qu'on aurait pu l'espérer. Sur 200 cas environ, dont M. Civiale a eu connaissance, on compte à peine 100 guérisons, à Paris, à Bordeaux, Nîmes, Avignon, Nancy, Londres, Edimbourg, Vienne, Munich, Philadelphie, Bagdad;... *mais il faut en accuser l'application à la pratique des prétendus perfectionnemens, etc...* » Le même auteur dit aussi que la méthode par perforations successives, telle que l'exécute M. Civiale, est encore celle qui a procuré le plus de succès; voulez-vous y joindre ce passage d'un auteur que vous citiez également? L'envie de produire et de se distinguer ne s'est peut-être montrée nulle part avec moins de retenue, avance le vénérable Boyer, que dans l'invention des instrumens destinés à la lithotritie.... Il s'agit pourtant bien moins aujourd'hui d'en inventer de nouveaux, que de simplifier ceux qui existent!

M. Amussat rappelle qu'il y a dix ans il a défendu la taille ; je dirai, moi, qu'à cette époque, j'ai défendu un des premiers la lithotritie. Quand le broiement vint, comme méthode nouvelle, frapper aux portes de la science, beaucoup de chirurgiens voulaient les lui fermer ; j'ai dit : laissez-le entrer, il peut y avoir profit pour la science ; avant de le juger, voyons ses œuvres. Livré à l'enseignement de la médecine opératoire, écrivant sur cette science, je me suis mis à l'étudier ; bien plus, je l'ai mis déjà six fois en pratique, en suivant toutes les indications prescrites. Je pourrais citer même un malade, près duquel je fus appelé par le docteur Bonis, un des amis de notre collègue, M. Villeneuve, et qui, bien que dans de très bonnes conditions, trouvait les séances si douloureuses, qu'il aurait volontiers préféré la taille.

Ainsi je me suis instruit par la théorie et par l'expérience, et je me suis convaincu qu'on avait exagéré les dangers de la taille, tandis qu'on amoindrissait ceux de la lithotritie ; et c'est pourquoi j'ai pris la parole. Car savez-vous, Messieurs, ce qui résulte aujourd'hui de ces éloges outrés donnés au broiement au détriment de la taille ? D'abord tous les malades veulent être broyés, bon gré, mal gré ; on cède à leurs désirs. Dans tous les cas graves, deux ou trois séances suffisent pour démontrer le danger de semblables essais; et l'irritation de la vessie est une cause d'insuccès de plus quand on revient à la taille. Ce n'est pas même seulement le physique qui souffre; le malade réduit à se faire tailler s'affecte, parce qu'on lui a exagéré les dangers de cette opération. Ajoutez enfin que les médecins négligent l'étude de la taille pour s'adonner à celle de la lithotritie. Voilà le danger qu'il faut signaler; et parce que je l'ai fait, ce n'est pas une raison pour me croire partisan exclusif de la taille. J'ai dit en quels cas je croyais le broiement préférable; et même je dois dire que cette opinion n'est pas encore chose démontrée. Vous me citez des cas de guérison, je ne les nie point; il n'est pas de méchant procédé qui n'ait eu ses succès. Guérissez-vous plus que nous? voilà la question; montrez-moi que l'humanité a gagné à cette trouvaille. Or, pour résoudre une question pareille, il ne suffit pas de huit ou dix faits, il en faut au moins quelques centaines; et j'avoue que ceux qui ont été publiés jusqu'ici me paraissent prouver précisément le contraire de ce que vous avancez.

M. Ségalas soutient que la lithotritie est préférable, même chez les enfans; depuis les cinq succès qu'il a obtenus, il a eu connaissance de deux faits qui ne sont pas de nature à changer sa conviction. Deux enfans avaient la pierre; l'un entre à l'hôpital, est taillé et meurt; l'autre est lithotritié à Montpellier et guérit.

M. Roux.— J'ai écouté avec beaucoup d'intérêt M. Amussat, et, bien que je sois d'accord avec lui sur beaucoup de points, j'avoue qu'il en est d'autres où mon opinion diffère de la sienne. Ce que j'approuve surtout, c'est qu'il a hautement proclamé qu'il ne faut pas négliger la taille; et le fait est qu'on la néglige beaucoup depuis quelques années. Je suis partisan de la lithotritie dans certains cas; jeudi matin encore, je l'ai pratiquée sur un malade, et malgré ce qu'on a dit du danger des longues séances, comme mon opéré ne paraissait pas beaucoup souffrir, j'ai employé tour à tour l'instrument de Jacobson et celui de M. Heurteloup modifié par M. Ségalas; bref, en une seule séance, j'ai délivré mon malade de sa pierre. Mais il est des cas où la taille est préférable, et par exemple chez les jeunes sujets.

A ce propos, j'ajouterai que je ne partage point les idées de M. Amussat sur la statistique, et que c'est par la statistique, par exemple, que nous savons que la taille réussit mieux chez les jeunes sujets que chez les adultes, et que la lithotritie, au contraire, y réussit moins bien. Mais il faut ici distinguer; ne pas trop s'en fier aux relevés sta-

tistiques antérieurs à la lithotritie, qui sont sus-
pects par les raisons que j'ai déjà données, et
auquel, pour ma part, j'ai très peu de foi. Il faut,
pour avoir une bonne statistique, rassembler des
observations scrupuleusement détaillées, sans
rien omettre; et je voudrais que chaque chirurgien fût assez ami de la science pour la mettre
au-dessus de sa vanité, et convînt franchement
des erreurs qu'il a pu commettre. On a parlé dans
cette discussion d'opérations de taille faites pour
des calculs qui n'existaient pas; eh bien! je déclare
que cela m'est arrivé quatre fois! On parle vague-
ment de blessures faites au rectum; je l'ai blessé
une seule fois; c'était au début de ma carrière, et
je n'étais pas bien fixé sur le procédé à suivre.
L'hémorrhagie est un accident bien plus fréquent;
il faudrait savoir, sur un nombre donné de tailles,
combien de fois elle arrive. Quelquefois on perce
la vessie; une fois aussi j'ai percé son bas-fond avec
le lithotome caché, et il y a eu complète infiltration
urinaire, dont heureusement le malade a guéri.
Si tout chirurgien venait ainsi confesser ce qui
lui est arrivé, en indiquant exactement le nombre
de faits, qui doute que la science n'en acquît un
degré de précision qui lui manque? Je comprends

donc le peu de cas que fait M. Amussat des relevés statistiques anciens; mais de la statistique
en général, faite avec le soin que je viens de dire,
je ne le conçois pas.

Dans les comparaisons qu'on a faites, on a aussi
oublié une chose; c'est que la taille opère sur
tous les calculeux, tandis que la lithotritie les
choisit. Donc, toutes choses égales d'ailleurs, la
lithotritie devait donner de plus beaux résultats,
et pour établir un parallèle bien exact, il faudrait
les expérimenter toutes deux sur des sujets placés
dans des circonstances convenables; je crois que
la science et l'humanité y gagneraient. Pour moi,
quant à présent, voici mon opinion nettement
formulée : La taille doit être conservée, pour les
enfans d'abord, et puis pour les adultes qui ne
sont pas dans les circonstances convenables pour
la lithotritie.

M. LONDE demande la permission de lire une
note imprimée, extraite d'un livre que M. Leroy
d'Étiolle va publier. M. Leroy ne pense pas qu'il
y ait lieu à comparer la taille et la lithotritie;
ce sont deux moyens différens et qui même
s'excluent; c'est comme si l'on voulait comparer
la saignée et les vésicatoires dans le traitement de
la pneumonie. (Interruption ; on fait observer que

la note étant imprimée ne peut pas être lue à l'Académie).

M. Amussat et M. Velpeau témoignent le regret que M. Leroy ne puisse avoir la parole et la demandent pour lui; mais le président répond que le réglement s'y oppose, M. Leroy n'appartenant pas à l'Académie.

Plusieurs membres demandent encore la parole; la discussion est remise à la prochaine séance.

Séance levée à 5 heures et quart.

***

Séance du 26 Mai 1835.

L'affluence des auditeurs appelée par la discussion sur la lithotritie est plus grande encore qu'à la dernière séance. Quelques-uns sont placés dans une petite salle au premier étage qui prend jour par deux fenêtres sur la salle des séances, et qui figure une double tribune. Les bancs des académiciens sont également bien garnis.

M. Goyrand, chirurgien de l'Hôtel-Dieu d'Aix et membre-correspondant, est présent à la séance.

L'ordre du jour appelle la suite de la discussion

sur la lithotritie, Ici se représente encore le rapport de M. Ferrus, réclamant la priorité. A la remarque de M. Velpeau, qu'on ne peut interrompre une discussion commencée , M. Londe répond qu'on l'a bien interrompue pour le rapport de M. Kéraudren. L'Académie consultée décide en faveur de l'ordre du jour.

M. Lepelletier commence par déclarer que tout parallèle est impossible entre la taille et la lithotritie ; ce sont deux opérations totalement différentes; la taille peut s'appliquer à tous les calculeux sans exception; la lithotritie au contraire n'est convenable que pour un certain nombre et dans des conditions favorables ; toute la question consiste donc à voir quels sont les cas où la lithotritie est réellement préférable à la taille. Il n'y avait, poursuit l'auteur, qu'un seul moyen de résoudre ce problème, c'était de comparer les résultats. On a mis en regard à cet effet des résumés statistiques; et, chose bien remarquable ! les partisans de la taille ont accepté cette comparaison, les partisans de la lithotritie ont reculé devant elle. J'aurais mieux compris que la taille rejetât un semblable cartel comme inégal ; car, enfin, elle ne choisit pas les malades sur lesquels elle opère ; tandis que la lithotritie les trie avec soin ; donc la taille aurait pu présenter une mortalité plus forte que la question serait encore restée indécise. Mais si au contraire, la taille avec ce désavantage présente encore de plus beaux résultats, que serait-ce si elle choisissait aussi ses malades ? Et je dois dire que M. Velpeau n'a pas cité à beaucoup près les faits les plus favorables à la taille ; il est certaines localités en province où elle réussit bien mieux qu'à Paris. S'il m'est permis de me citer, je dirai que dans une espace de 12 ans à l'hôpital du Mans, j'ai taillé 18 calculeux ; 17 ont guéri ; on pourrait même dire que le 18ᵉ n'a point succombé à l'opération, car il n'est mort que trois mois après, et par suite d'une péritonite chronique. Je ne cite ici que les opérations faites à l'hôpital, parce qu'elles ont eu lieu en public et qu'on peut les vérifier. M. Marjolin m'a dit qu'un chirurgien de province, sur 30 individus taillés, n'en avait perdu qu'un seul. La lithotritie aurait-elle eu de semblables succès ? Et lorsque ses défenseurs rejettent la statistique, nous disent-ils du moins quel moyen reste de savoir laquelle de deux opérations sauve le plus de malades ?

Je ne viens point cependant faire ici le procès à la lithotritie ; je la regarde, au contraire, comme une merveilleuse conquête de l'art ; je sais qu'elle réussit très-bien, surtout entre des mains habiles, et l'on peut dire que ses insuccès ont tenu peut-être à ce qu'elle était mal exécutée. Ainsi, pour moi, j'avouerai que je fais mal la lithotritie; la taille est beaucoup plus facile; mais c'est là même un mérite pour une opération que de pouvoir être bien faite par la plupart des chirurgiens.

La taille a contre elle, il est vrai, d'être une opération sanglante, et dans la dernière séance, on s'est écrié qu'il fallait éviter autant que possible ces sortes d'opérations; on a été jusqu'à dire que dans tous les cas de hernie étranglée il fallait épuiser le taxis avant d'en venir au débridement. C'est une assertion grave, Messieurs, et contre laquelle je crois qu'on ne saurait trop s'élever; car elle constitue un des principes les plus subversifs qu'on ait émis en chirurgie, et tous les chirurgiens d'hôpitaux savent combien l'opération de la hernie est périlleuse quand on l'a trop différée. Il est des cas dans lesquels le taxis est une chose imprudente; je crois qu'on peut en dire autant de la lithotritie.

En résumé, les partisans de cette opération rejetant la statistique, il n'y a plus de moyens de comparaison possibles; à dater de cette déclaration, la discussion devait être fermée. On a dit : Mais c'est que les élémens nous manquent; et plus tard, avec ses perfectionnemens, la lithotritie l'emportera sur la taille. Mais avec ce mot *plus tard*, il n'y a pas de décision possible, et c'est remettre la question au lendemain.

Pour terminer en peu de mots, je dirai que la lithotritie, dans les cas les plus favorables, me paraît pouvoir rivaliser avec la taille ; mais ceci même a besoin de preuve, et je ne voudrais pas l'affirmer. C'est donc là ce qu'il faut commencer par démontrer ; ensuite il y a un avis à donner aux défenseurs de la lithotritie, c'est de ne pas en pousser l'usage jusqu'à l'abus, de peur de provoquer une réaction qui ferait rejeter à la fois et l'abus et l'usage.

M. AMUSSAT. —Je ne saisis pas bien le sens des objections de M. Lepelletier. Il ne veut pas qu'on établisse de parallèle entre les deux opérations ; mais en cela nous sommes d'accord ; et j'ai établi entre elles une telle différence, que j'ai déclaré qu'il serait barbare de faire la taille là où serait indiquée la lithotritie. Puis, plus loin, il revient, cependant à ce parallèle qu'il jugeait impossible, et le seul moyen de l'établir, selon lui, est la statistique. J'en demande pardon à M. Lepelletier : la statistique n'est pas l'unique moyen de comparer deux opérations ; et si je l'ai rejetée, c'est que les faits entassés dans les tableaux qu'on nous a offerts, ne sont ni assez authentiques ni assez sem-

blables entre eux pour qu'on puisse en déduire
quelque chose. M. Lepelletier a ajouté une petite
digression qui s'adresse spécialement à moi, à propos des opérations non sanglantes que je regarde
comme préférables aux opérations sanglantes. Je
maintiens parfaitement ce que j'ai dit; je pense,
et l'expérience m'a confirmé, que la rentrée d'une
hernie étranglée par le taxis, à quelque époque
que ce soit, est toujours préférable à l'opération
(rumeur); et laissant là la question de la hernie,
je crois que tout malade qui peut supporter la lithotritie, gagne infiniment à être traité par cette
méthode plutôt que par la taille. C'est pourquoi
j'ai dit qu'il fallait commencer par tenter le broiement, non pas toujours, mais presque toujours;
et je me suis attaché à préciser les indications autant que possible. En vérité, il est difficile de concevoir que cela fasse le moindre doute; pour ne
rappeler qu'un seul fait, celui dont M. Roux a
parlé dans la dernière séance, voilà un homme
qui avait un assez gros calcul; en une seule séance
il en est débarrassé : dira-t-on que dans ce cas et
dans tous ceux qui s'en rapprochent, la lithotritie n'a pas sur la taille un avantage immense? Ce
fait, non comme fait isolé, mais comme exemple
de ce qui a lieu dans une foule de cas, est plus
fort que tout ce que je pourrais dire en faveur de
la lithotritie.

Maintenent, pour terminer cette dis cussion, je ne pense pas que l'Académie puisse se prononcer formellement pour une opinion ou pour l'autre; seulement le but de l'attaque de M. Velpeau était de déprécier la lithotritie ; nous avons suffisamment repoussé cette aggression; la discussion qui vient d'avoir lieu n'est pas de nature à faire perdre à la lithotritie la faveur dont elle jouissait auparavant; et c'est là tout ce que nous voulions obtenir.

M. Velpeau.—Messieurs, il me paraît difficile d'arriver à une solution quelconque, si l'on persiste à perdre de vue le vrai sens de l'attaque pour lui en substituer un qu'elle n'a jamais eu. Ainsi on nous présente comme adversaires de la lithotritie, et nous en sommes au contraire les partisans dans certains cas. Ainsi on dit avec raison que l'essentiel est de préciser ces cas, et l'on oublie que c'est ce que, dans mon rapport, j'ai moi-même tâché de faire. Ai-je été du moins plus sévère pour la lithotritie, que M. Amussat lui-même? Eh bien ! je vais lui prouver que les limites qu'il a posées à cette opération, ne sont pas autres que celles que j'ai posées moi-même. Seulement il s'en écarte presque aussitôt qu'il les a établies.

M. Amussat a divisé les calculeux en deux grandes catégories, chacune comprenant cinq ordres de cas; et la première, qu'il réserve tout entière à la lithotritie, comprend les cas dans lesquels la vessie est saine, et le calcul varie d'un très-petit volume au volume d'une noix, sans offrir une très grande dureté. Or, Messieurs, j'ai dit textuellement dans mon rapport : « Non-seulement chez les enfans, mais encore chez les adultes, elle (la lithotritie) expose à plus d'inconvéniens que la taille, *toutes les fois que le calcul offre une trop grande dureté ou dépasse le volume d'une grosse noix,* » J'ai même ajouté une condition omise par M. Amussat : « et que le malade n'a pas une trop grande répugnance pour cette dernière opération. »

Maintenant sur quoi donc sommes-nous en désaccord ? Ah ! le mot de *méthode exceptionnelle* a choqué nos adversaires; ils veulent, dans leur amour pour la lithotritie, qu'elle s'applique à un plus grand nombre de cas que la taille, et vous avez ouï M. Amussat avancer que sa première catégorie renfermait plus des deux tiers des calculeux. Les deux tiers ! c'est certainement beaucoup; mais admettons cette proportion, il faudra du moins en retrancher les enfans, chez qui, de l'aveu général, la taille est préférable, et qui sont presque tous dans cette première catégorie. Maintenant, pour savoir quel vide

cela va faire dans le chiffre de M. Amussat, prenez les tableaux statistiques qui ont été déroulés
l'autre jour par M. Lisfranc; vous trouverez pour
résultat final que la moitié des calculeux ne dépasse pas l'enfance. Si cette proportion vous ef-
fraie, mettez un tiers d'enfans; puis retranchez
ce tiers des deux tiers de M. Amussat, et vous
trouverez en dernière analyse que la taille s'applique encore au plus grand nombre des cas, surtout en y joignant la série des cas compliqués
dont je vais parler dans un instant. Et qu'ai-je
besoin après tout de me livrer à ces calculs? Les
lithotriteurs, en faisant leur choix, laissent, eux-
mêmes de côté le plus grand nombre des calculeux. Voilà M. Civiale qui, consulté par 429 malades, n'en a soumis à la lithotritie que 244, à
peine un peu plus que moitié. Or, n'est-il pas probable qu'emporté par l'exagération que nous
reprochons à la lithotritie, M. Civiale l'a appliquée quelquefois à des sujets auxquels la taille
aurait pu mieux convenir? Et sans cela, remarquez que sur le chiffre total, il n'y avait que 14
enfans.

M. Amussat a d'ailleurs fort rétréci le cadre
des complications qui s'opposent à la lithotritie.
Ajoutez, s'il vous plaît, les cas où le calcul est
en partie engagé dans l'urètre, ou dans l'urétère

ceux où le calcul est adhérent à la vessie, logé en totalité ou en partie dans un kyste formé dans les parois de cet organe ; ceux où les calculs sont en nombre considérable ; ceux où il y a maladie des reins, maladie de la prostate, maladie de l'urètre; ceux où l'irritabilité du malade est trop forte pour permettre les manœuvres du broiement, etc. Dans les autres cas qu'il admet lui-même comme contre-indications, M. Amussat dit cependant qu'on peut tenter la lithotritie avec succès ; oui, sans doute, on peut la tenter, on peut réussir quelquefois, échouer très-souvent; voilà pourquoi nous, nous disons qu'on ne le doit pas. Ici le possible serait dangereux !

M. Lisfranc.—Je dirai d'abord à M. Lepelletier, et cela peut aussi bien s'adresser à M. Velpeau, qu'il n'est pas exact que les partisans de la lithotritie aient refusé le combat sur le terrain de la statistique, et les chiffres que j'ai apportés dans la dernière séance avaient assez bien répondu sur ce point, ce me semble, pour ne pas être sitôt oubliés. J'ai montré que la taille avait moins de succès, que la lithotritie en avait davantage que M. Velpeau ne leur en attribuait; que, tout au contraire de ce qu'il avait annoncé, la lithotritie réussissait mieux en général que la taille; et l'on ne m'a pas encore démontré que je m'étais trompé.

Je sais bien que M. Velpeau a expliqué la différence de nos résultats pour la taille en disant que
nous avions puisé à des sources différentes, mais
jai indiqué les miennes; tout le monde a pu les vérifier, et je déclare que pour les faits cités dans
cette discussion, je n'en connais pas d'autres. Il
a plu aussi à M. Velpeau d'enfler la mortalité des
calculeux traités par la lithotritie, en ajoutant
aux cinq morts avoués par M. Civiale, les 97 individus qui n'ont pas été opérés. Je ne veux pas le
chicaner là-dessus. Mais, n'ayant pas de semblable
addition à faire aux chiffres de M. Heurteloup,
il est venu insinuer qu'ils ne méritaient aucune
confiance, et s'est fondé sur des lettres particulières qu'il aurait reçues de Londres. Ceci attaque
directement la bonne foi, la probité scientifique
de M. Heurteloup; il ne faut pas cependant que
M. Heurteloup, qui est absent, soit ainsi attaqué
sans défense dans ce qu'un médecin a de plus
cher, sa réputation : *medicus vir probus, medendi
peritus.* Je demande donc formellement à M. Velpeau quelles sont ces lettres, s'il en a une ou plusieurs; si elles jettent du doute sur un ou quelques
faits seulement, ou sur tous les faits rapportés
par M. Heurteloup; enfin quelle est leur valeur
dans la discussion qui nous occupe. M. Heurteloup, arrivant à Londres avec une découverte

toute française, a fort bien pu trouver quelques chirurgiens plus curieux de dénigrer la lithotritie que de l'apprendre et de l'appliquer; et si l'on revient tant de fois sur cette idée, que les lithotriteurs sont amoureux de la lithotritie, ils pourraient répondre que d'autres chirurgiens sont aussi amoureux de la taille. Mais laissons là ces sarcasmes que tous les partis peuvent se renvoyer, et qui n'avancent pas la discussion d'un pas.

M. Velpeau a dit, et c'est un point sur lequel je veux revenir, que les calculeux au début ne sentaient pas leur pierre : cela prouve seulement que M. Velpeau n'a jamais eu la pierre. (On rit.) Pour moi qui l'ai eue, et qui en ai vu beaucoup d'autres avant et après moi, j'affirme qu'il est très rare qu'une pierre, même petite, ne cause pas des douleurs très-perceptibles au malade. Les malades alors vont voir le médecin; c'est le médecin le plus souvent qui omet de les sonder et leur laisse ignorer qu'ils ont une pierre. Mais à mesure que ce grand principe de pratique se répandra parmi les médecins : — « *Dès qu'un malade accuse des douleurs dans la vessie, il faut explorer cet organe par le cathétérisme;* » — quand ce principe, dis-je, aura acquis toute la publicité, toute la popularité qu'il mérite d'avoir, la pierre sera

reconnue de très-bonne heure ; les malades, avertis qu'ils peuvent échapper au couteau, se soumet-
tront plus facilement à une opération non sanglante ; et je maintiens qu'à mesure que nous
avancerons, nous verrons augmenter la proportion des calculeux lithotritiables.

Ajoutez à cela l'influence d'une bonne thérapeutique médico-chirurgicale, et ici il me revient
en mémoire un fait qui répondra à cette autre
assertion de M. Velpeau, que les lithotriteurs
n'opèrent guère que moitié des cas qui se présentent à eux, et encore qu'ils en ont opéré qui
se seraient probablement mieux trouvés de la
taille. Je dis, au contraire, que dans le début
d'une opération toute nouvelle, regardée avec
envie par les uns, avec méfiance par les autres,
les chirurgiens qui l'avaient inventée devaient
craindre de la compromettre en l'essayant sur
des sujets douteux ; ils n'osaient l'étendre aussi
loin qu'ils ont fait plus tard, et il est probable
qu'aujourd'hui, sur un nombre donné de calculeux, la lithotritie en opérerait davantage qu'au-
trefois. Je ne dis pas cela sans preuve. Moi-même
j'ai conduit chez un chirurgien lithotriteur un
malade auquel je m'intéressais beaucoup ; il venait de loin, il était fatigué ; la pierre était grosse,

la vessie irritée ; le chirurgien se refusa d'abord à l'opérer, de peur de compromettre l'art. J'insistai ; je déclarai en prendre sur moi la responsabilité. Avec le repos, les bains, les petites saignées révulsives, nous fîmes d'un cas très-grave un cas assez favorable, et la lithotritie réussit pleinement. J'en ai vu un autre chez qui la première tentative détermina une cystite et une fièvre bilieuse ; il fut traité et guéri de ces accidens ; puis j'encourageai le lithotriteur à persévérer, et deux séances suffirent pour délivrer le malade de sa pierre. Je maintiens donc que la lithotritie doit s'appliquer à plus de cas que la taille ; qu'elle sera plus généralement appliquée encore dans l'avenir, et que pour le passé elle a déjà donné des résultats plus favorables. J'ai dit.

M. Velpeau repousse le reproche d'avoir donné des chiffres inexacts. J'ai indiqué toutes mes sources, dit il : le *Dictionnaire* de S. Cooper, les *Transact. médico-chirurg.* de *Londres*, l'ouvrage de M. Cross, les journaux anglais pour la Grande-Bretagne, etc. Ce qu'il y a de plus singulier, c'est que les chiffres de M. Lisfranc et les miens mènent au même résultat pour ce qui concerne la taille en Angleterre ; la différence entre nous, c'est qu'il a pris séparément des relevés que j'avais réunis. Pour l'Italie, M. Lisfranc s'appuie sur un relevé de M. de Renzi, publié dans la Gazette médicale de 1835 ; je me suis appuyé sur un des documens fournis par le même auteur, et publiés dans la Gazette médicale, de 1834; et voyez la grande erreur dont il m'accuse, il trouve 440 opérés dont 65 morts et 375 guéris, pour 14 ans, tandis que moi, j'avais indiqué, toujours d'après M. de Renzi, 401 calculeux dont 60 morts et 341 guéris pour 13 ans ; ce qui, comme on voit, fait exactement la même proportion, c'est-à-dire, 1 sur 7 environ, et ainsi du reste ! M. Lisfranc m'a interpellé sur les pièces dont j'avais parlé à l'occasion de M. Heurteloup ; j'en ai une qui m'est particulièrement adressée ; une autre a été publiée dans la *Lancette* anglaise de samedi dernier ; elles sont appuyées des noms les plus recommandables, sir A.Cooper, M. Key, M. Liston ; il en résulte que cinq ou six malades donnés comme guéris par M. Heurteloup, se sont représentés dans les hôpitaux avec la pierre ; et chez l'un d'eux entre autres on a trouvé des fragmens de calculs anciens formant le noyau des nouveaux calculs. Je n'accuse pas pour cela la probité scientifique de M. Heurteloup ; il s'est abusé sur les résultats de sa méthode, comme nous nous abusons tous ; ainsi, quand on veut diminuer la proportion des morts pour quelque opération que ce soit, on ne manque pas de dire : celui-ci a succombé à une affection des viscères, celui-là à une autre cause. Messieurs, les taillés meurent parce qu'ils ont été taillés, les lithotritiés, parce qu'ils ont été lithotritiés : voilà la vérité.

Je passe à la discussion des faits de M. Bancal ; et ici il y a quelque chose de plus grave. On me reproche d'avoir fait de la statistique avec des faits isolés. Mais, d'une autre part, M. Lisfranc n'a-t-il pas mis en principe qu'il fallait prendre tous les faits, et non-seulement les compter, mais les peser ? Et quels sont ceux que l'on peut mieux peser que les observations rapportées avec tous leurs détails dans les ouvrages mêmes des lithotriteurs ? De l'examen de ces faits j'avais d'abord conclu qu'il y avait eu deux guérisons sur quatorze opérés. M. Lisfranc affirme qu'il y en a eu quatre : de plus, que chez trois malades il n'y a pas même eu de tentatives. J'ai donc recouru au livre : le voici, chacun pourra le consulter ; et je maintiens qu'il y a eu des tentatives chez tous les malades. Quant à la différence entre les tentatives et l'opération, nous avons vu ce qu'il faut en penser.

Mais y a-t-il eu vraiment quatre guérisons au lieu de deux ? Je pourrais dire ici que si j'ai été inexact, c'est en donnant un chiffre plus élevé au lieu d'un chiffre trop bas ; car il n'y a vraiment qu'une guérison bien constatée. Pour le premier malade, l'opération, continuée durant près de quatre mois, avec les accidens les plus fâcheux, a fini enfin par ne plus laisser rencontrer de pierre dans la vessie ; mais l'urine rendait toujours un dépôt lithique, et l'auteur lui-même convient que cette circonstance a laissé son esprit en proie aux conjectures. Dans l'observation quatrième, citée par M. Lisfranc comme une guérison, il n'y avait qu'un calcul qui fut broyé ; mais M. Bancal ajoute qu'il fut étonné de ne pas voir sortir une quantité de détritus proportionnée au volume présumé de la pierre ; et le malade a succombé plus tard à un catarrhe vésical, accompagné d'urine vaseuse et de fréquentes envies de les expulser. Enfin pour ce qui regarde la femme, elle avait un calcul qu'on broya ; il survint une récidive ; la lithotritie cette fois fut entravée par des accidens ; plus tard la malade rendit naturellement un calcul, mais un calcul *tout petit*, entendez-bien ; il n'avait qu'un pouce et demi dans un sens et deux pouces et demi dans l'autre ; puis la malade se trouva guérie ; la lithotritie n'est pas pour grand' chose dans cette guérison ! Ce sont là des faits que je suis bien aise de rétablir, parce qu'ils prouvent que, même *en y regardant de très-près*, M. Lisfranc ne voit pas tout ce qu'il est possible de voir et que sa balance n'est pas toujours celle de l'exactitude. Voyez jusqu'où peut aller la préoccupation de ces messieurs ! la même manière d'interpréter se retrouve dans tout ce qu'ils écrivent ; ainsi par exemple, j'ai sous les yeux un long mémoire de M. Civiale (1), inséré dans le 3e fascicule du T. 4° des *Mémoires de l'Académie*. Eh bien ! dans ce travail, M. Civiale dit avec amertume qu'on altère, qu'on falsifie ses chiffres, que c'est ainsi qu'on arrive à prouver qu'il perd un malade sur trois ; puis, pour montrer la perfidie de pareilles attaques, il donne, qui le croirait ! un tableau fait par lui d'après les registres de l'hôpital, et quand on examine ce tableau avec soin, on ne tarde pas à voir que c'est le pire de tous !... Jugez après cela si j'ai eu tort de peser moi-même, d'analyser leurs faits !

M. Breschet. — Je ne veux faire qu'une seule observation, afin de mettre un terme à ce débat. Cette question a déjà été agitée il y a plusieurs années, dans l'ancienne section de chirurgie ; elle

____

(1) *Quelques remarques sur la lithotritie.*

était alors moins mûre qu'à présent et ne présentait pas autant d'intérêt ; la discussion fut fermée sans rien résoudre. Je ne pense pas qu'une décision soit plus possible aujourd'hui qu'alors ; et ceci tient à deux causes principales : aux choses et aux personnes. Ainsi je vois les partisans de la taille et de la lithotritie séparés en deux camps ennemis (non ! non !), et des deux parts on s'attache à une opinion trop exclusive. Il ne faut pas se dissimuler aussi que la lithotritie a été trouvée par de jeunes chirurgiens ; que l'esprit humain , quand on a dépassé un certain âge , répugne à se remettre sur les bancs , à recevoir des leçons de ceux auxquels il était accoutumé à en donner, et puis nous étions accoutumés à la taille et l'on ne se défait pas tout à coup de ses habitudes ; en un mot, nous n'étions peut-être pas dans une position assez impartiale pour juger la lithotritie. Attendons que la génération qui s'élève , et qui s'exerce à la fois à la taille et à la lithotritie nous donne les résultats de ses expériences comparatives. Je propose donc à l'Académie d'adresser des remerciemens aux divers membres qui ont soutenu la discussion et qui y ont apporté tant de lumières, et de passer à l'ordre du jour. (Appuyé.)

M. Velpeau.—M. Breschet oublie qu'il ne s'agit pas d'une décision à porter sur la question en litige, mais sur un rapport. Je déclare d'ailleurs que je prends sur moi la responsabilité de mes opinions, et ne prétends nullement engager l'Académie.

M. Roux. — M. Breschet est tombé dans une grave erreur en nous divisant en deux camps; personne ici ne rejette la taille; personne non plus ne rejette la lithotritie. Tout ce qui nous sépare, c'est la fixation des indications qui conviennent à l'une et à l'autre; et il est trop vrai que nous ne pouvons rien décider à cet égard, puisqu'il nous manque des élémens. Mais je prie, au nom de la science, j'adjure MM. les lithotriteurs de vouloir bien nous les donner exactement, soit pour le passé, soit pour l'avenir. On a cité les succès et les revers de MM. Civiale et Heurteloup; mais M. Amussat fait aussi la lithotritie, et M. Leroy d'Étiolle, et M. Ségalas. Que tous nous communiquent tous leurs faits, puisque ce n'est que par une grande masse de faits qu'on arrivera à quelques déductions légitimes. Je déclare pour ma part que je me croirais engagé à le faire, si quelqu'un venait me demander par exemple : — M. Roux, combien de fois avez-vous pratiqué la staphyloraphie, et avec quels résultats? — Je répondrais, j'ai pratiqué 75 opérations de staphyloraphie; les cas où l'opération n'a pas réussi sont dans la proportion de un sur 4; et l'opération n'est pas sans danger, car deux de mes malades y ont succombé. — J'ai plus récemment modifié d'une manière assez avantageuse la suture du périnée; voici le résumé de mes essais à cet égard. J'ai fait cette suture onze fois sur neuf femmes, attendu que deux fois elle avait échoué et qu'il a fallu la réitérer ; deux de mes opérées sont mortes; les autres sont guéries. Voilà ce que chaque chirurgien devrait dire pour toutes ses opérations ; c'est ainsi qu'on avancerait la science; et voilà ce que je désire vivement qui soit fait pour la lithotritie. (Très-bien !)

M. SEGALAS propose à l'Académie de nommer une commission permanente comme celle de la vaccine , qui porterait le titre de *commission de la taille et de la lithotritie* , et qui serait composée de membres étrangers à l'une et à l'autre de ces opérations. (On rit.) Cette commission ferait chaque année un rapport général sur tous les faits de taille et de lithotritie qui auraient eu lieu dans Paris. (Appuyé !)

M. VELPEAU déclare qu'il se rallie à cette proposition.

M. ROUX la rejette, attendu qu'il n'y a pas plus de raison de nommer une commission pour ces deux opérations que pour toutes les autres.

M. Rochoux revient sur le pronostic qu'il a déjà porté ; il est convaincu que dans vingt ans la lithotritie sera bien plus fréquemment employée que la taille.

M. Sanson.—De toutes parts on s'est écarté de la question ; il ne faut cependant pas clore la discussion sans y revenir. Nous avons dit dans notre rapport que la lithotritie, appliquée comme méthode générale, donnerait des résultats déplorables ; personne ne l'a contesté ; mais on s'est tourné d'un autre côté, et on nous a reproché de vouloir déprécier la lithotritie, tandis qu'au contraire nous la proclamions excellente dans de justes limites, et que nous cherchions à la défendre contre ses abus. A ce propos, on en a appelé aux sentimens de l'auditoire ; on a vanté les bienfaits d'une opération qui nous a conservé deux des chirurgiens distingués de notre époque. Qu'est-ce que cela prouve ? que ces deux chirurgiens étaient dans des conditions favorables à la lithotritie. Puis on a tiré un grand avantage des aveux qui nous étaient échappés, a-t-on dit, à M. Velpeau et à moi. Mais ces aveux prétendus ne sont qu'une conséquence directe de la doctrine émise dans notre rapport; oui, si j'étais dans les conditions requises, je me ferais lithotritier, tout comme je lithotritierais mes malades; il était inutile de s'écrier que la lithotritie était sauvée, attendu qu'elle n'était point attaquée.

Mais nous avions eu le grand tort de la rejeter comme méthode générale. Messieurs, il ne faut pas jouer sur les mots. On entend en chirurgie, et nous entendons par méthode générale, celle qui peut répondre au plus grand nombre des éventualités; par méthode exceptionnelle, celle dont les applications sont plus circonscrites. N'est-il donc pas vrai que la taille peut s'appliquer à tous les cas, même à ceux de la lithotritie, tandis que la lithotritie ne saurait s'appliquer à tous les cas de la taille? Tout le monde est d'accord sur ce point, ce me semble; mais la conséquence est forcée: donc la lithotritie est la méthode exceptionnelle, et nous ne l'avons pas entendu autrement dans notre rapport.

Il semble toutefois qu'il y ait une sorte de contradiction à dire que la taille, que nous croyons moins favorable dans les cas simples, le sera davantage dans les cas compliqués. Mais cette contradiction n'est qu'apparente, la raison de nos préférences se trouve dans les accidens propres à chacune des deux opérations. Les accidens de la taille se rattachent surtout à l'incision , ceux de la lithotritie à l'irritation de la vessie. Quand la vessie est saine, et que la facilité présumée des manœuvres ne laisse rien craindre de ce côté, la lithotritie a tout avantage; car ses dangers alors sont peu de chose, et elle évite au malade ceux de la taille. Si , au contraire , la vessie est déjà malade, les dangers du broiement se présentent dans toute leur force ; ceux de l'incision sont bien moindres , la taille alors mérite la préférence.

M. le président annonce qu'il va mettre le rapport aux voix.

M. NACQUART. — Mais, personne n'a demandé la clôture, et plusieurs personnes sont encore inscrites pour prendre la parole.

La discussion sera donc continuée à mardi prochain.

Séance du 2 Juin 1835.

L'ordre du jour est la suite de la discussion sur la lithotritie.

MM. Dubreuil, doyen de la faculté de Montpellier, et Valentine Mott, de New-York, sont présens à la séance.

M. Sanson. — J'avais pris la parole à la fin de la dernière séance, lorsque l'heure avancée m'a obligé de m'arrêter; je vais donc compléter ce que j'avais à dire. J'avais établi d'abord qu'on s'était mépris en nous considérant comme les adversaires de la lithotritie, car nous n'en combattons que les abus; puis, qu'on n'avait pas bien compris notre pensée, en repoussant pour la lithotritie la qualification de méthode exceptionnelle, car i est trop évident que quand même la lithotritie serait applicable à 90 cas sur 100, la taille, qui peut s'appliquer aux cent cas, demeure toujours la méthode générale; enfin j'avais mis en regard les accidens qui sont propres à chaque opération, ceux de l'incision pour la taille, ceux de la cystite pour la lithotritie, et je regrette que, sur ce point, ni le procès-verbal, ni les journaux n'aient bien compris ma pensée.

Et d'abord qu'on me permette une observation. J'ai attribué les vives attaques dont nous avons été l'objet à un malentendu, à une méprise; et nous connaissons trop bien la loyauté de nos adversaires pour admettre même la possibilité d'une autre hypothèse. Mais il faut cependant convenir que si nous avions eu en face des hommes poussés par quelque motif secret, personnel, à faire valoir une méthode, ils n'auraient pu mieux

7

s'y prendre. C'est une excellente tactique que de supposer des objections imaginaires pour se donner la gloire facile de les renverser. Pour nous, je le répète, nous sommes partisans et amis de la lithotritie, et peut-être ses amis les plus véritables, car nous l'avertissons de ne pas suivre désormais une voie qui lui deviendrait fatale. Ceci n'est pas un blâme de ce qui a été fait, car tous les débuts sont difficiles, on tâtonne, on expérimente ; mais après douze années d'expérimentations, il est temps d'en déduire des conséquences, et nos paroles sont uniquement un avis pour l'avenir.

Je veux relever aussi deux assertions de M. Amussat. Il nous a dit que la lithotritie avait été à sa naissance accueillie avec froideur, repoussée par les préventions ; Messieurs, on trouverait difficilement au contraire une autre opération qui ait excité d'abord une telle sympathie. C'était parmi les médecins la propagande la plus active ; chez les malades c'était de l'enthousiasme ; et les chirurgiens des hôpitaux ou bien essayaient eux-mêmes la lithotritie à leurs cliniques, ou bien appelaient les lithotriteurs. M. Amussat assure aussi qu'aujourd'hui les malades fuient nos hôpitaux, par effroi de la taille. Eh! Messieurs, depuis que ces débats sont commencés, les renseignemens de toute espèce nous sont venus. Il y a dans Paris un service spécial, dans un hôpital, consacré à la lithotritie; dans toute l'année 1834, il n'y a eu que cinq ou six calculeux opérés; je maintiens du moins qu'ils n'ont pas dépassé ce dernier nombre; et sur ce nombre, *deux sont morts!* Depuis le premier janvier de cette année, il est entré trois calculeux dans le même service; un est mort de l'opération; mais il était dans des conditions très-défavorables; un autre opéré a eu des accidens assez graves; le troisième est bien portant, mais il n'a pas encore été lithotritié. Or, pour ne parler que de l'Hôtel-Dieu il y est entré cette année cinq calculeux pour se faire tailler; vous voyez donc que les hôpitaux ordinaires n'ont pas si fort à redouter qu'on le dit la concurrence de l'hôpital Necker.

Arrivons maintenant au fond de la question. La commission attaquée a d'abord répondu par des chiffres et les chiffres sont accablans pour la lithotritie. Ici nos adversaires se sont divisés. M. Amussat a rejeté tout argument tiré de la statistique. Mais il est tombé, à mon avis, dans une erreur grave; il est impossible que lui-même n'ait pas opposé faits à faits quand il a pris parti pour la lithotritie contre la taille ; ce sont sans doute les succès qui l'ont décidé ; mais pour les apprécier, il à dû les compter ; et toute expérience comparative se réduit en dernière analyse à un chiffre ; qu'il n'ait pas compté exactement, soit ; alors la démonstration est seulement moins rigoureuse ; mais il n'en a pas moins compté ; agir autrement, ce serait se priver volontairement des lumières de la raison ; ce serait faire de la chirurgie une loterie ; ce serait une chose vraiment immorale. Je dis donc que M. Amussat lui-même a compté.

M. Lisfranc, lui, ne rejette point la statistique ; mais il a cherché à redresser nos chiffres. On lui a fait à cet égard une concession que je regrette ; ainsi, au lieu d'établir une mortalité de 1 sur 4 à 5 opérés, on a diminué d'un le nombre des opérés et accru ainsi la mortalité. Je maintiens que la première proportion est la véritable. Du reste, M. Lisfranc a mis à part les enfans ; et je crois qu'il a eu parfaitement raison ; moi-même j'ai eu occasion de faire voir que pour bien apprécier les résultats de la taille, il fallait exclure les enfans. Je dois ajouter cependant que dans la discussion actuelle, comme on mettait en ligne de compte les enfans lithotritiés, il fallait bien aussi admettre les enfans taillés.

Mais supposons exacts les résultats donnés par M. Lisfranc, et que la mortalité par la taille soit égale à celle de la lithotritie; la taille serait encore préférable. Ainsi la taille est bien moins douloureuse; chez quelques individus à la vérité, le broiement est très-peu pénible; et j'ai vu moi-même un malade qui disait qu'il pourrait dormir durant l'opération; mais c'est le seul que j'aie vu si bien disposé; le plus grand nombre se plaignent de douleurs excessivement aiguës. Je pourrais ici m'appuyer du fait même que M. Amussat a rapporté comme si concluant en sa faveur; de cet homme qui comparait une séance de broiement à l'arrachement d'une dent; car d'une part l'arrachement d'une dent ne cause pas déjà une douleur si légère; mais surtout ne vous souvenez-vous pas qu'en parlant de cet opéré, il est échappé à M. Amussat de l'appeler *un martyr?*

J'ai dit que la taille convenait à un plus grand nombre de cas, et cela est évident. J'ai dit qu'elle était plus facile, et personne ne le conteste; et M. Amussat en a pris même avantage pour rejeter les insuccès de la lithotritie sur la maladresse des opérateurs. Eh bien je maintiens que c'est un immense avantage pour la taille que d'être une opération à la portée de tous, une ressource que tous les malades ont pour ainsi dire sous la main;

tandis que la plupart de ceux qui se résigne-
raient à la lithotritie n'ont guères que cette double chance, ou d'être mal opérés ou de n'être
pas opérés du tout. La lithotritie est également
suivie de convalescences plus longues ; M. Lisfranc nous dit à la vérité : *me voilà ; je me porte
bien !* — Je l'accorde et lui en fais mon compli-
ment (on rit) ; mais combien de temps a-t-il mis
à se rétablir ? Et faut il énumérer ici le grand
nombre de catarrhes vésicaux et d'autres accidens
qui succèdent à la lithotritie ?

En outre, la lithotritie est plus longue ; et enfin elle donne moins de sécurité contre les récidives par l'oubli de quelques fragmens. On me
répond que les lithotriteurs sont des gens habiles ; mais M. Lisfranc est un chirurgien habile,
est-il sûr de rencontrer toujours toute pierre ou
tout fragment de pierre enfermé dans la vessie ?
S'il avait cette certitude, il ne me resterait qu'à
désirer qu'un si rare avantage fût partagé par
tous les chirurgiens.

Messieurs, votre décision aura une haute portée. Je crois d'abord, quoiqu'on en ait dit, que
cette discussion a jeté de vives lumières ; que les
lithotriteurs quand même mettront un peu plus
de réserve dans leurs tentatives à l'avenir ; et
ceux de nos collègues qui sont étrangers à cette

opération se seront convaincus que si la lithotritie est bonne et n'expose point à des revers
quand elle est convenablement appliquée, elle a
des conséquences très-fâcheuses, lorsqu'on en
fait une méthode générale. A vous maintenant
de voir si, par un ajournement pur et simple,
vous voulez autoriser ces tentatives malheureuses
à se reproduire ; ou bien si en adoptant le rapport, vous déclarerez au public et aux malades
que la lithotritie n'a d'avantages sur la taille que
quand on l'applique dans certaines limites et avec
discernement.

M. LISFRANC. Avant de répondre à M. Sanson,
j'ai un léger différend à vider avec M. Velpeau à
propos des observations de M. Bancal. Après y
avoir vu deux guérisons, M. Velpeau n'en trouve
plus qu'une, tandis que j'en avais cité quatre ; je
tiens à démontrer ce que j'ai avancé ; le premier
fait est admis comme une guérison par M. Velpeau ;
donc pas de discussion à cet égard. Le second me
paraît un des plus beaux succès qu'ait obtenus la
lithotritie ; car la vessie contenait des produc-
tions accidentelles, et un an après l'opération, le
sujet, malgré ses 78 ans, n'avait cessé de se bien
porter. C'est par erreur certainement que M. Velpeau a dit que l'urine continuait à donner un
dépôt lithique ; il n'en est nullement question ; et

quand cela serait, est-ce donc une preuve que la vessie contient encore une pierre, et ce dépôt ne s'observe-t-il pas même après la taille? Le sujet de la quatrième observation a survécu deux ans et demi à l'opération; les urines déposaient des mucosités abondantes; mais un catarrhe vésical à 72 ans est-il chose si extraordinaire, qu'il faille l'attribuer à la lithotritie, et dire que c'est là un insuccès? Enfin la première femme délivrée de plusieurs calculs ensemble par le broiement s'est bien portée durant une année entière, et c'est parce que, *trois ans après*, elle a rendu un autre calcul par l'urètre, que M. Velpeau prend ce cas pour un échec? Quelqu'un a-t-il jamais prétendu que la lithotritie préservât des récidives?

Je laisse de côté quelques autres allégations contraires aux miennes; ainsi M. Velpeau compte toujours 14 opérés, et il y en a un pour lequel on n'a même jamais songé au broiement et deux autres qu'on s'est borné à sonder avec les sondes ordinaires, l'un même avec des sondes du n° 4. Le livre est là; les faits y sont comme je l'ai dit, maintenant qu'on les explique comme on voudra, qu'on prenne l'introduction d'une simple sonde pour une opération de lithotritie, je ne m'arrêterai pas à réfuter sérieusement de semblables interprétations.

J'en viens à M. Sanson ; et d'abord, pour répondre à une légère insinuation de son exorde,
je lui rappelerai que je n'ai dans cette discussion
d'autre intérêt que la vérité. J'ai étudié sérieusement la lithotritie, et j'avais pour cela un motif
qui valait bien tous les autres ; mais je ne l'ai pas
même pratiquée. Du reste, si notre argumentation
est entachée d'erreur, elle doit être d'autant plus
facile à renverser, et j'avoue pourtant que je n'ai
rien entendu qui fût capable de me convaincre.

Ainsi M. Sanson proclame la taille méthode
générale, parce qu'elle peut s'appliquer à tous
les cas ; mais où donc a-t-on vu qu'en chirurgie
on érigeât en méthode générale le procédé qui
pourrait à la rigueur être mis le plus souvent en
usage au lieu de celui qui réussit le plus souvent ? Qu'on ne s'y trompe pas ; ces procédés qui
remédient à tout ne sont le plus souvent que
d'extrêmes ressources qu'on peut employer, oui,
mais qu'on ne doit employer qu'après avoir
épuisé tous les autres ; en un mot, de véritables
moyens exceptionnels, qu'une singulière erreur
de mots a pu seule faire confondre avec les méthodes générales. La taille est cette ressource
extrême, que la nécessité seule justifie, et qui ne
doit être tentée qu'au défaut de la lithotritie.

On avance que la lithotritie est plus doulou-reuse que la taille. Je veux bien l'admettre, dans les cas difficiles, quand la vessie est malade, le calcul dur et volumineux ; mais je maintiens l'o-pinion contraire dans les cas de calculs médiocres dans une vessie saine ; d'une part, parce que le calcul est détruit en peu de séances, et d'autre part parce que nos adversaires se font une étrange illusion s'ils bornent les douleurs de la taille à celles de l'incision même. Les chirurgiens qui ont fait souvent la taille savent très-bien quelles horribles souffrances cause souvent le chargement de la pierre et les efforts nécessaires pour son extraction ; ils tiennent compte aussi de douleurs provoquées par le passage continuel de l'urine sur cette plaie récente et sensible, sans parler des acci-dens qui peuvent aggraver les suites de l'opération.

Mais, ajoute-t-on, la convalescence est plus longue après la lithotritie. Je le nie encore ; d'abord pour ce qui me regarde ; mais ensuite, messieurs, pour le grand nombre d'opérés près de qui j'ai fait prendre des renseignemens avant de me dé-cider moi même ; le plus ordinairement, après chaque séance de lithotritie, l'opéré peut se livrer à ses affaires comme auparavant.

Enfin, et j'avais cependant déjà répondu à ce reproche, M. Sanson accuse les lithotriteurs de laisser fréquemment des fragmens de calculs dans la vessie. En thèse générale, sans doute qu'il n'est pas toujours facile de reconnaître ces fragmens dans une vessie ample, par exemple, dans une vessie à colonnes, ou encore dont le bas fond est très déprimé, et surtout avec nos sondes ordinaires. Je ne veux même pas dire que les lithotriteurs ne tombent jamais dans l'erreur à cet égard; jamais et toujours sont des mots vides de sens en chirurgie. Mais je m'en rapporte à tous ceux qui ont vu pratiquer la lithotritie, qui ont suivi avec attention le procédé d'exploration, la manière d'agir des instrumens; tous vous diront combien l'erreur doit être rare. Voici en effet comment les choses se passent : on explore d'abord la vessie distendue par l'urine ou par une injection; puis on évacue le liquide; l'organe revient alors sur lui-même et embrasse l'instrument avec une telle force, que celui-ci, malgré son poids et sans être soutenu, demeuré maintenu dans sa position presque perpendiculaire à l'horizon et à l'axe du corps; les calculs ou les fragmens de calculs sont donc nécessairement ramenés contre les branches, et vont pour ainsi dire au-devant. Cette rétraction de la vessie est si réelle et si forte, que chez beaucoup d'opérés ces dernières explorations sont plus pénibles que l'opération même;

ainsi, lorsque dans la dernière séance que je subis, mon calcul étant détruit depuis long-temps, on explora pour la dernière fois la vessie vide, je la sentis qui se contractait avec une telle force sur l'instrument, que la douleur dépassa tout ce que j'avais senti jusqu'alors, et il fallut attendre quelques minutes que ce spasme eût diminué.

J'avais dit que s'il restait quelque fragment la douleur en avertirait le malade; M. Sanson répond que la douleur persiste généralement plusieurs jours après le broiement complet du calcul. Cela est vrai ; mais encore ici n'allons pas à la faveur du mot mettre la confusion dans les choses. Ce n'est plus la douleur vive, cruelle, *sui generis*, de la pierre ; c'est une douleur toute différente , dépendant de l'irritation que la pression des instrumens droits a occasionée au col de la vessie. Les calculeux ne s'y méprennent point

M. VELPEAU. — L'Académie doit être fatiguée, je le sens ; aussi ne répondrai-je pas, pour le moment, à la *grande* dissertation, à *la belle et longue leçon* que vient de nous faire M. Lisfranc, me réservant d'en montrer les principaux vices en résumant la discusssion ; mais je ne puis laisser passer sans réponse immédiate ce qu'il y a de personnel dans son attaque. Du reste, je suis fâché

d'être obligé de revenir sur les insuccès de M. Bancal, d'autant plus que cela n'éclairera pas beaucoup la question principale ; mais enfin M. Lisfranc m'y ramène ; après avoir posé en principe
que quand on cite il faut citer juste, il ne paraît
pas l'observer beaucoup lui-même. J'ai donc à
prouver encore qu'ici ces citations sont inexactes,
comme j'ai déja prouvé qu'après avoir donné le
précepte de bien peser les faits, il les pèse et les
apprécie véritablement très mal. Ainsi ce n'est pas
le premier malade de M. Bancal que j'ai donné
comme guéri, c'est le second ; et je ne suis pas
étonné que M. Lisfranc n'ait pas trouvé le dépôt
lithique en le cherchant ailleurs que là où je le
mentionnais. Pour le troisième, M. Lisfranc dit
qu'il est mort trois ans après.

M. LISFRANC. — Deux ans et demi !

M. Bancal dit qu'il est mort au bout d'un an.

M. LISFRANC. — Mais voilà le livre !

M. VELPEAU. — Quant à la femme qui a
recommencé à souffrir un an après, elle ne
saurait passer pour guérie. Et enfin pour
ces tentatives qui ne sont pas, dit-on, l'opération
même, je dis qu'elles ont les mêmes dangers ;
en effet, le danger vient ici de la nécessité de
maintenir dans l'urètre des instrumens volumineux et droits ; et les prétendus instrumens cour-

bes d'aujourd'hui n'échappent pas à ce reproche; car la courbure est tout entière dans la vessie et la portion droite dans l'urètre.

D'ailleurs puisque M. Lisfranc invoque *le livre* et qu'il y revient sans cesse, consultons-le. En voici le fond, eu égard au sujet qui nous occupe :

Première observation. — 14 Séances. Du 20 juillet au 6 novembre.

calcul, mais *matière vaséuse, dépôt lithique* qui laisse *l'esprit dans le vague des conjectures;* ce qui veut dire, si je ne me trompe, que l'opérateur lui-même n'est pas très sûr d'avoir complètement débarrassé son malade, encore on voit à quel prix!

Deuxième observation. Page. 123-124-125.

A la deuxième séance on accroche la vessie.—Syncope. — Fièvre; 15 jours après métastases sur les articulations; le malade se rétablit enfin.

Troisième observation. Page 128.

Deuxième séance de broiement. — Ischurie. — Le malade s'en va. — Taillé par M. Viguerie, un peu plus tard.

Quatrième observation. Page. 133-137, janvier 1827.

Quatrième séance. — Plus de calcul. — Étonné du peu de détritus rendus, M. Bancal suppose que le malade les a cachés à dessein! — Urine bourbeuse, purulente comme aupara-vant. — Mort en mars ou avril 1828, avec des *envies fréquentes d'uriner* et des *mucosités* abondantes. — Était-il guéri celui-là ?

Cinquième observation. Page 139.

Sonde dans l'urètre. — Fièvre. — Une tentative vaine, mais longue, pénible, douloureuse ; le malade n'en veut plus. — C'était un chirugien des environs de Bazas.

Sixième observation. Pages 141 - 143.

Attaque trois fois la pierre. — Douleurs vives. — Fièvre. — Rhumatisme, etc.; vient à Paris, *où il meurt.*

Septième observation. Page 145. Deux tentatives.

Ne peut jamais saisir la pierre. — On y renonce.

Huitième observation. Pages 149 - 150 - 154. Deux séances.

Pierre attaquée sept fois. — Accidens de cystite graves. — On taille.

Dixième observation. Page 161.

On veut dilater l'urètre avec la sonde. — Accidens divers. — Fièvre. — Mort.

Notez bien, Messieurs, que pour la taille, ces

dilatations eussent été inutiles ; car l'auteur dit lui-même qu'une algalie ordinaire pénétrait sans douleur et avec la plus grande facilité jusqu'au calcul.

Onzième et douzième observations. Première des femmes. Page 167.

En deux séances. — Guérison ; mais voyons ?

Page 169. Les souffrances reviennent. — Nouvelle séance. — Accidens. — On y renonce.

— 169. Plus tard la malade expulse un calcul d'un pouce 1/2 sur 2 pouces 1/2 de diamètre. — Est-ce là une guérison ?

Treizième observation. Page 170. Deux séances. Tentatives inutiles quoique nombreuses.

Quatorzième observation. Pages 172-173.

Première séance. — La pierre échappe. Accidens graves.

Deuxième séance, id. — Accidens nouveaux. — *Mort.* — Vessie racornie. — Rein en suppuration. — Pylore squirrheux, dit M. Bancal.

On peut voir maintenant si la lithotritie a réellement guéri 4 de ces malades, si elle ne s'est pas exercée sur chacun d'eux, et lequel, de

M. Lisfranc ou de moi, a fait des citations er-
ronées. — On peut voir aussi jusqu'à quel degré
d'aveuglement la préoccupation peut conduire les
hommes, puisque de semblables résultats n'ont
pas suffi pour corriger M. Bancal de son amour
pour la lithotritie. Une seule guérison sur quatorze tentatives! Pour lui, du moins, la lithotritie
sera, j'espère, une méthode exceptionnelle!

M. Amussat.—Qu'il me soit permis d'abord de
manifester mon étonnement de l'ingénieux détour
auquel a recouru M. Sanson. C'est nous, selon
lui, qui avons attaqué la commission; la commission n'a fait que se défendre. Mais est-il donc
besoin de rappeler les violentes expressions du
rapport, ce jugement sévère porté contre la lithotritie, ce pronostic plus sévère encore? Jamais
une opération encore nouvelle fut-elle en butte
à une agression plus vive? Nous n'avons fait pour
nous que la défendre au nom de la science et de
l'humanité; et qu'on cesse donc de mêler les personnes à une discussion toute de choses; car
nous ne formons point deux camps, Messieurs;
nous n'avons tous ensemble qu'un ennemi commun, c'est la pierre. (Très bien!) Seulement notez
ceci, les uns l'attaquent directement par les voies

naturelles, c'est la lithotritie ; les autres, avec la taille, font une trouée périlleuse avant d'arriver à l'ennemi. (Sourires et marques d'assentiment.)

Le danger de cette dernière opération est flagrant; et nous avons cité l'exemple de deux célèbres chirurgiens, juges compétens, qui, décidant pour eux-mêmes, se sont fiés à la lithotritie. Cela ne prouve rien, a-t-on dit ; et puis vous avez entendu nos adversaires déclarer tour à tour qu'ils se feraient broyer s'ils étaient dans des conditions favorables ; et puis cela n'a rien prouvé encore. Mais qu'ils répondent donc à cet autre exemple de Hallé, atteint de quelques petits calculs qu'on eût si facilement broyés, et qui mourut des suites immédiates de la taille.

Mais nous admettons, disent-ils, la lithotritie ; elle est bonne, elle est excellente dans certaines conditions. C'est déjà une large concession qui nous est faite ; car à entendre l'argumentation et de M. Sanson et de M. Velpeau, vous auriez pu penser que la taille était fort innocente en comparaison de la lithotritie. Que de reproches accumulés contre cette dernière ! Il y en a un fort singulier ; c'est qu'elle est difficile à pratiquer. Oui,

Messieurs, toute opération est difficile à qui ne l'a pas suffisamment étudiée ; et nous nous plaignons précisément que des chirurgiens qui se sont presque exclusivement livrés à la taille, viennent ici se porter accusateurs et juges dans une question où ils ne sont que parties. M. Lepelletier est partisan de la taille ; il l'a pratiquée avec un rare bonheur ; et lui-même est convenu qu'il faisait mal la lithotritie. Comment alors les apprécierait-il impartialement ? Il est trop évident que M. Lepelletier, ayant à opérer un calculeux, préférera toujours la taille, par cette grande et invincible raison qu'il sait la faire et qu'il ne sait pas faire la lithotritie.

Et cela ne s'applique pas seulement à M. Lepelletier : la plupart des chirurgiens des hôpitaux sont dans ce cas. Si M. Velpeau ou M. Sanson était venu nous dire : j'ai essayé l'une et l'autre opération ; je les ai pratiquées impartialement l'une et l'autre, et je viens ici fort de ma double expérience, et je soutiens que la taille est plus souvent nécessaire que la lithotritie : oh ! ce raisonnement aurait eu quelque valeur. Mais nos adversaires font presque constamment la taille ; ils ont pratiqué peut-être deux ou trois fois la lithotritie; et une de leurs raisons, c'est qu'elle est difficile ; et ils viennent avec ces élémens vous poser des chiffres, et décider , par exemple, que la taille convient dans les trois quarts des cas ; qu'en savent-ils? où sont les faits? où ont-ils pris leurs chiffres? On m'a reproché, Messieurs, de repousser la statistique : vous sentez bien que je ne peux accepter celle-là.

J'ai donné, moi, une proposition toute différente, et voici sur quels faits je me fonde. Dans les commencemens de la lithotritie , lorsque nous en étions encore aux perforations successives, je trouvais parmi les calculeux qui s'adressaient à moi à peu près un égal nombre de cas favorables à la lithotritie, et de cas qui me semblaient exiger la taille. Depuis les grands perfectionnemens apportés à l'appareil instrumental, je broie au moins dans les deux tiers des cas, et je pratique de plus en plus rarement la taille, malgré le désir de mes élèves qui voudraient me voir appliquer mon procédé de cystotomie sur le vivant. Car je dois le faire remarquer, Messieurs, et j'adresse ces mots en réponse à M. Sanson : bien que j'aie pris une part notable à la découverte du broiement, je ne suis pour rien dans la découverte des méthodes de M. Jacobson et de M. Heurteloup; je n'ai donc nul intérêt à les préconiser; et je ne suis pas tout à-fait sans intérêt dans la question de la taille. J'ai cherché à perfectionner les deux opérations, adoptant le mieux là où je le voyais, comme doit faire un homme de science et de conscience.

En conscience, Messieurs, j'ai trouvé que le malade avait le droit de réclamer de son chirurgien la lithotritie avant la taille ; que certains cas demandaient impérieusement la première, et qu'il fallait l'essayer encore même dans les cas douteux, et n'en venir à cette dernière ressource de la taille que quand il est démontré qu'il n'en reste pas d'autre. J'ai déjà essayé de préciser les indications ; je vais poursuivre ; car les chirurgiens qui fixent leur attention sur ces débats, se soucient peu d'assertions vagues ; ils veulent avant tout des indications.

M. Velpeau ne fait qu'un bloc des enfans calculeux, et il les range tous du côté de la taille. Cela, Messieurs, est trop absolu ; cela n'est pas fondé en fait. Qu'un enfant de 6 à 12 ans, atteint d'un calcul, présente un canal très étroit, très irritable ; il faut le tailler : mais si cet enfant a le canal large et dilatable, s'il supporte bien le cathétérisme, la lithotritie est évidemment préférable. L'âge n'y fait rien ; ce sont les conditions où se trouve le malade qui doivent décider le chirurgien.

Pour les femmes , M. Velpeau a dit avec raison que la taille est beaucoup moins grave que chez les hommes ; donc il les a en masse condamnées à être taillées. Mais ajoutez donc que déjà pour l'homme même, dans les cas de gros calculs, Lecat avait imaginé un appareil complet de lithotritie qu'il faisait jouer à travers une boutonnière faite au périnée. La lithotritie est si simple et si facile chez la femme, que si par malheur M. Velpeau avait dans sa famille une femme atteinte de la pierre, je suis convaincu qu'il préférerait le broiement pour elle ainsi qu'il le ferait pour lui.

La lithotritie est encore ici infiniment moins grave; le canal est plus court, plus droit, plus large; je me suis même souvent étonné que le broiement n'ait pas été inventé il y a long-temps pour la femme, d'autant plus que chez nos voisins, il y a cinquante ans, on extrayait des calculs énormes par la dilatation de l'urètre.

Chez les adultes, l'âge n'apporte aucune contr-indication; passons donc. Restent enfin les vieillards, et il faut bien avouer que c'est ici le côté le plus grave de la question. Mais, Messieurs, la solution n'est pas pourtant si difficile; tout vieillard qui se trouve dans les conditions favorables, et je les ai déjà déterminées, doit être lithotritié; dans les autres cas, l'âge est sans doute une contre-indication de plus, et quelquefois la taille est l'unique ressource. Mais je dois le dire : avec les perfectionnemens récens de la lithotritie, les contre-indications perdent beaucoup de leur gravité, et j'ai déjà assez de faits pour être autorisé à avancer que, dans la plupart de ces cas, il faut encore tenter la lithotritie, sauf à revenir à la taille, si les circonstances la rendent nécessaire.

Ici nos adversaires triomphent. Ces tentatives, disent-ils, rendent la taille infiniment plus périlleuse ; mais je me borne à le nier purement et simplement ; je ne sais pas sur quoi ils se fondent ; j'ai fait assez fréquemment la taille après avoir essayé la lithotritie; je n'ai pas moins bien réussi, et les faits de ce genre fourmillent. Et en vérité, il est pénible d'avoir à répondre à des assertions aussi gratuites ; et voilà pourquoi nous prions instamment MM. les chirurgiens des hôpitaux d'étudier, de pratiquer plus souvent une opération qu'ils veulent juger. On nous a quelquefois reproché de vouloir monopoliser la lithotritie ; mais nous nous plaignons au contraire qu'elle ne soit pas plus répandue. C'est un devoir pour tout chirurgien de suivre les progrès de son art, s'il

ne veut se soumettre à une responsabilité effrayante. Pour moi, je le déclare, j'ai beaucoup
fait pour la lithotritie; mais je l'abandonnerais
dès demain si l'on venait à trouver un moyen de
dissoudre la pierre, quelle qu'en fût d'ailleurs la
difficulté, à la seule condition qu'il offrît aux
malades plus de sécurité.

M. Rochoux a la parole. (La clôture!)

M. Bouillaud parle contre la clôture. La
question est bien grave, dit l'honorable membre,
et quant à moi, qui n'ai fait ni l'une ni l'autre
opération, et qui me trouve cependant placé
parmi les juges du camp, je déclare que je ne
suis pas encore suffisamment éclairé. J'avoue
toutefois que j'incline vers la lithotritie, et que
si j'avais à me décider pour moi ou pour toute
autre personne de ma famille, c'est la lithotritie
que je préférerais. Je suis étonné qu'on nous
présente la taille comme une opération si débonnaire; pourquoi donc aurait-on inventé la
lithotritie, et pourquoi l'aurait-on accueillie avec
de tels transports? On invoque la statistique; je
pense en effet que c'est l'unique moyen de décider
la question; mais les lithotriteurs ne la refusent
point; ils l'appellent de tous leurs vœux; seulement ils disent qu'aujourd'hui nous ne possé-

dons pas assez d'élémens. Je me propose donc de réclamer une enquête après cette discussion ; mais je demande avant tout qu'elle soit continuée.

La clôture est de nouveau réclamée, on la met aux voix. Une première épreuve est douteuse ; à la seconde, la clôture est prononcée. La parole est à M. le rapporteur pour résumer la discussion.

M. VELPEAU retrace à grands traits la marche qu'a suivie la discussion, expose les objections pour et contre, compare de nouveau les résultats des deux opérations prises en masse, et répète que la lithotritie ne mérite pas les éloges qu'on lui accorde généralement. On m'a répondu, dit-il, qu'elle avait été violemment attaquée, que toutes les portes lui avaient d'abord été fermées. Quel est le but d'un pareil langage ? Il vient, si je ne me trompe, à l'appui de mon assertion ; car il tend à justifier les exagérations que je signale, et non à les nier. Mais l'excuse qu'on invoque est-elle au moins fondée ? non, elle ne l'est point ; jamais méthode nouvelle n'a été mieux accueillie que le broiement de la pierre, pas un chirurgien de renom ne l'a formellement repoussée. Percy ne s'en est-il pas fait tout d'abord le soutien ? Dupuytren ne l'a-t-il pas maintes fois essayée? L'Institut l'a chargée de récompenses. Tous les hôpitaux de

(123)

Paris lui ont été ouverts. L'Hôtel-Dieu, la Charité,
la Pitié, la Clinique, St.-Antoine, Beaujon, etc..
sont allés au devant. Un service a été créé tout
exprès pour elle à l'hôpital Necker. Il en a été de
même à Londres et partout. C'est donc un trait
d'ingratitude de sa part que de se plaindre ainsi.

Quelqu'un est venu m'objecter ensuite que
Boyer, cet ennemi des innovations, s'en est déclaré, à la fin, le partisan. J'ai fait voir que cette
assertion n'avait pas de fondement, que Boyer
adoptait la lithotritie dans les mêmes limites que
nous, et pas davantage ; et quand même il en serait autrement, serais-je embarrassé pour opposer
autorité à autorité, Dupuytren et Delpech à Boyer,
parmi les morts; A. Cooper, Brodie, V. Mott, etc.,
à quelques vivans ? Mais laissons ces raisons, car
elles ne sont pas des preuves.

M. Lisfranc s'est fait lithotritier et il est guéri;
et pourquoi ne l'eût-il pas été, s'il se trouvait dans
les conditions que j'ai indiquées? puis, qui vous
prouve que par la taille il n'eût pas été guéri, et
plus promptement et plus sûrement encore? Que
penseriez-vous de M. Anderlot s'il venait vous
dire demain : on voulait me lithotritier, je m'y suis
refusé, on m'a taillé *et me voilà!* prouverait-il
par là que la taille vaut mieux que la lithotritie?
La même remarque s'applique à M. A. Dubois et

à tous les autres. D'ailleurs M. Dubois ne s'est pas prononcé sur ce point, ou plutôt il avoue dans une lettre qu'il ne serait pas étonné que la taille convînt encore au plus grand nombre des cas. Hallé qui est mort de la taille eût été sauvé par la lithotritie; qu'en savez-vous? qui vous dit que le broiement ne l'eût pas fait mourir aussi? Trouveriez-vous juste que je fusse venu vous dire: Tel qui est mort de la lithotritie eût été sauvé par la taille?

Tous les médecins se font lithotritier. Ceci est encore inexact, et je l'ai déjà prouvé. En outre, plusieurs d'entre eux ont eu lieu de s'en repentir; voyez plutôt le Dr Pétiet de Gray, le médecin de Bazas, le Dr Provosty, M. de Vaucelles, etc. Après tout, quelle conséquence en tirer? sommes-nous moins pusillanimes, moins craintifs que les autres hommes, quand il s'agit de nous soumettre à l'action du bistouri?

Autre raison tout aussi concluante, et venant de la même source: les calculeux fuient les chirurgiens d'hôpitaux, parce que ceux-ci ne veulent point essayer le broiement. M. Sanson vous a montré tout à l'heure la justesse de cette accusation. J'ajouterai que depuis six mois, il est entré plus de 15 malades dans les divers hôpitaux de Paris, tandis que le service de M. Civiale en est

encore à son quatrième ou cinquième, et que
j'en ai opéré quatre à moi seul. Ainsi cela n'est
pas, et j'en suis surpris, car il tombe sous le sens,
et beaucoup de gens le savent bien, que les malades iront plutôt au chirurgien qui leur promet
de les opérer sans douleur et sans danger, qu'à
celui qui leur offre l'opération la plus convenable sans en déguiser les inconvéniens. Je pourrais
encore donner de cette antipathie, si elle existait
réellement, une autre raison. Mais, respect aux
faiblesses humaines! Que dire de cette allégation
qui veut que la taille soit plus brillante que la lithotritie, et que les chirurgiens la préfèrent pour
ce motif! Y a-t-on bien songé! la taille plus brillante que la lithotritie! Mais n'est-ce pas au contraire cette incision, cette *trouée*, comme vous
l'appelez, caractère essentiel de la taille, qui rend
une opération repoussante, et qui inspire le plus
d'horreur aux malades? Qu'y a-t-il de plus bril-
lant en pareil cas qu'une méthode qui pénètre au
fond des organes par les voies naturelles, en pro-
mettant de ne causer aucune douleur, et de réduire instantanément le calcul en poussière.

A l'appui de ma première assertion, j'ai dit
qu'on avait exagéré les dangers de la taille, et
amoindri ceux de la lithotritie. Aux chiffres que
j'ai donnés, aux preuves que j'ai invoquées, qu'a-

t-on objecté? que la question n'était pas encore mûre, qu'il n'était pas temps d'interroger les faits. Si la question n'est pas mûre, elle est donc controversable, il y a donc doute, incertitude; et s'il y a doute, comment se fait-il que vous ne veuilliez pas même en permettre la comparaison, l'examen? Il n'est pas temps? et quand donc sera-t-il temps, je vous prie? Depuis dix ans, il n'est bruit que de la lithotritie; elle a été pratiquée dans toutes les parties du monde, nous en possédons près de 1000 observations, et il n'est pas temps d'en apprécier consciencieusement la valeur ! . . Allons donc ; cette raison-là n'aura pas cours dans la science. Quelqu'un a dit que j'exagérais en faveur de la taille, et que j'avais affaibli les succès de la lithotritie ; pour prouver le fait, vous avez vu M. Lisfranc soutenir qu'il fallait d'abord ôter les enfans et les femmes du tableau de la taille, attendu qu'ici l'opération n'est pas grave. Voyez le raisonnement! On convient que la taille est préférable chez les enfans et les femmes, puis on ajoute, à cause de cela, qu'il ne faut pas en tenir compte. N'est-ce pas comme si je disais: dans vos relevés sur le broiement, il ne faut pas faire entrer les cas de calculs petits et friables, de vessie saine et d'organes peu irritables, par la raison qu'alors l'opération est peu dangereuse! Ai-je besoin de rappeler comment le même membre, qui aime tant à poser des préceptes, s'y est pris pour *compter, peser* et *apprécier* les faits cités par MM. Begin, Heurteloup, Bancal? M. Amussat, qui prétend que la statistique ne prouve rien, et qui n'en veut pas faire, vient pourtant d'en faire devant nous à son insu tout-à-l'heure, car comment saurait-il qu'il ne soumettait que la moitié de ses malades à la lithotritie dans le principe, tandis que maintenant il en opère les deux tiers de cette façon, s'il n'avait pas compté? Enfin pour mettre ces messieurs plus à l'aise, je suis allé jusqu'à leur accorder que certains tableaux de la taille me paraissaient entachés d'exagération, que je consentais à n'en pas faire usage, à condition qu'ils laisseraient aussi de côté certains relevés de lithotritie. Au lieu de me suivre dans cette voie, qu'ont-ils fait? ils ont dit que mes résumés n'étaient d'aucune valeur, puisque j'en avouais moi-même l'inexactitude. Or, j'ai prouvé que toute ma statistique relativement à la taille et à la lithotritie, était tellement juste, qu'il ne leur a pas été possible de l'attaquer sérieusement. Savez-vous, en définitive, à quel résultat on arrive en comptant leurs faits en masse, comparés à ceux des lithotritistes. Sur un total de 1003 malades présentés à la lithotritie, 616 seulement ont été délivrés de leur pierre, 387 l'ont gardée ou sont morts ; et d'autre part, sur un total de 5873 taillés, on trouve 5149 guérisons, 724 morts. La taille a donc donné jusqu'ici des résultats plus favorables, puisque pour rendre la mortalité égale, il faudrait qu'en regard du chiffre total des individus guéris par elle il y eût 2713 morts. Accablés par ces argumens, ils s'en justifient en disant : la lithotritie est une méthode nouvelle, elle se perfectionnera. Comment, nouvelle? Nouvelle, quand depuis quinze ans elle occupe presque tous les chirurgiens exercés; quand MM. Leroy, Heurteloup, Amussat, lui ont fait subir chacun une douzaine de perfectionnemens et inventé cent instrumens dont ils ne se servent plus? Est-ce que la double incision de M. Dupuytren, et la taille quadrilatérale de M. Vidal ne sont pas aussi des perfectionnemens? Pour moi tout est perfectionnable, et si la lithotritie ne l'était pas, il faudrait la rejeter, car la taille finira, elle, par devenir meilleure qu'elle n'est maintenant.

Enfin, étonné moi-même du langage de la statistique générale à l'égard de la lithotritie, j'ai dit à ses partisans : Vous auriez un moyen de décider la question; ce serait de comparer avec soin les résultats sur une masse un peu considérable de calculeux, pris autant que possible dans les mêmes conditions. Or, qui le croirait? c'est là ce qui a le plus scandalisé nos adversaires; d'abord

Ils ont dit que c'était impossible ; à les entendre, il y aurait de la *cruauté*, de *l'inhumanité*, de *la barbarie ;* sont-ce là des raisons vraiment ? La barbarie consiste, n'en déplaise à M. Amussat, à torturer vingt fois un malade sans être sûr de le guérir, quand l'art possède un moyen de le débarrasser à l'instant, au prix de quelque danger et d'un peu plus de frayeur. Tout chirurgien qui taille un malade qu'on aurait pu lithotritier assume, dit-on, sur sa tête une responsabilité effrayante, et, en m'apostrophant en particulier, avec un air menaçant dont je lui fais grâce, le même membre veut nous donner sa pratique, sa conscience, sa conviction pour règle. Je le remercie de ses conseils ; mais qu'il sache que j'ai aussi une pratique, une conscience et des convictions, que j'ai beaucoup plus étudié la lithotritie que certaines gens qui en parlent sans cesse, que je la pratique et la pratiquerai, à l'avenir comme par le passé, d'après mes propres inspirations et non d'après les siennes. Ces paroles hautaines, bonnes peut-être du temps de l'empire, dans les questions politiques et religieuses, où chaque parti ferait volontiers pendre l'autre, ne sont pas de saison ici. Les sciences sont une république où chacun doit être libre de penser et d'agir comme il l'entend. Ainsi, M. Amussat, gardez vos injonctions, je ne suis pas homme à m'y conformer ; de pareilles raisons n'ont jamais éclairé aucune question , et si vous n'en avez pas d'autres, je crains fort pour votre méthode.

M. Amussat n'est jamais si content que quand il a lithotritié un malade qu'on voulait tailler. Permis à lui sans doute ; mais la question n'est pas de savoir quand il est ou n'est pas content : moi , je suis toujours content quand je guéris mes malades avec le plus de sûreté et le moins de danger possible. Son but à lui , c'est d'éviter les opérations sanglantes. Cette maxime peut conduire à la clientelle et à la fortune , car elle flatte singulièrement le goût des malades ; mais elle n'en est pas moins une des plus pernicieuses qu'on puisse émettre en chirurgie. C'était celle d'Asclépiade, qui fit chasser de Rome Archagatus, à cause de ses moyens actifs ; son intention à lui, Asclépiade, étant de complaire aux craintifs, même aux dépens de leur vie, afin d'amasser , n'importe comment, le plus de richesses possible. Celse et l'histoire ont jugé cet homme. Qui voudrait lui ressembler aujourd'hui? Ceci ne peut pas être la pensée de M. Amussat; il n'y a pas réfléchi.

A la place des tableaux que je lui offre , il nous présente sa pratique, et me dit ou me laisse entendre que j'aurais dû en faire autant, que je n'ai pas assez pratiqué la lithotritie , que je ne suis pas juge compétent ; faut-il lui répondre que cette manière n'est pas polie ; puis, que c'est une mauvaise logique ? Les résultats de votre propre pratique, Monsieur, je les récuse ; d'un côté, parce que votre préoccupation, vous l'avez avoué, ne vous permet pas de les apprécier à leur juste valeur ; ensuite parce que je voudrais les avoir contrôlés. Pour ce qui me regarde, je pourrais mettre mes faits à côté des vôtres, vanter aussi mon habileté, dire que j'ai suivi les progrès sur ce point d'aussi près que vous, et que j'en ai même exposé les différentes phases dans divers écrits ; mais ce serait une vanité incapable de rien prouver, et que j'abandonne à qui l'aime.

Vous ajoutez, comme dernière ressource, que je ne suis pas ici sans prévention. La preuve, Monsieur, s'il vous plaît ?... Des préventions, et contre qui ? Je n'ai, Dieu merci, inventé ni la taille, ni la lithotritie, quoique je pusse à la rigueur réclamer l'idée d'un des instrumens qui font actuellement le plus de bruit à l'occasion du broiement de la pierre. Est-ce contre M. Leroy, un de mes meilleurs amis ; contre M. Heurteloup, mon ancien condisciple ; contre M. Amussat, qui, récemment, dans une circonstance grave, m'a donné une preuve éclatante d'attachement ; contre M. Civiale, avec lequel je n'ai jamais eu que des rapports agréables ? Si j'avais au moins pris

parti dans le principe, pour l'une ou l'autre méthode ; mais non, dans mes leçons, dans ma pratique, dans ce que j'ai écrit, on m'a toujours vu
traiter la taille et la lithotritie comme deux sœurs;
je suis donc indépendant, c'est donc ailleurs que
doivent se trouver les préventions !

Voyons enfin en quoi il serait si cruel d'examiner comparativement la taille et la lithotritie
d'une manière absolue. Où est le danger de la
taille? Dans la plaie; et que peut produire cette
plaie? Elle peut produire : 1° une hémorrhagie,
qui est rarement très-grave; 2° une lésion du
rectum, qui est rare et de peu d'importance;
3° une perforation de la vessie, plus rare encore;
4° des accidens nerveux aussi très-rares; 5° une
cystite souvent mortelle; 6° une péritonite, une
phlébite, des infiltrations qui ne sont guères moins
redoutables ; puis 7° des fistules, l'incontinence,
l'impuissance, qui forment de simples infirmités
dont on guérit le plus ordinairement; enfin quelques fragmens peuvent rester dans la vessie. En
voilà bien assez sans doute; mais attendez, le
broiement est aussi couvert d'épines. Ses dangers
à lui tiennent à la nécessité de tenir dans l'urètre
des instrumens gros et droits. On va me répondre peut-être que maintenant ils sont courbes ;
là-dessus, on se trompe fortement. La courbure
qu'ils offrent au bout, en rend l'introduction

plus facile, mais la portion qui doit rester dans l'urètre, est absolument droite. De là une pression, des tiraillemens sur la prostate, sur la portion membraneuse du canal, et sous la symphyse des pubis ; de là des accidens nerveux, un accablement, des angoisses parfois mortelles, des contusions, des éraillemens, des infiltrations, des abcès de l'urètre, de la prostate, des bourses et du périnée ; de là des douleurs souvent inouies, assez fortes pour que M. Amussat donne, par inadvertance, comme légères, celles qu'un de ses malades comparait naïvement aux douleurs de l'extraction d'une dent, les plus effrayantes peut-être qu'on puisse supporter ! A M. Lisfranc, qui dit que le passage des urines par la plaie de la taille, est aussi douloureux que la lithotritie, je pourrais répondre, en l'imitant : On voit bien que vous n'avez jamais été taillé ; vous sauriez que ces souffrances qui vous faisaient jeter les hauts cris à vous-même, aux approches de chaque séance de broiement, ne se retrouvent plus le lendemain de la lithotritie, qu'alors les malades ne se plaignent tout au plus que de simples cuissons. Mais ce n'est pas tout : de violens accès de fièvre, des urétrites, des orchites, des inflammations articulaires fort dangereuses, la phlébite, l'hémorrhagie, la perforation de la vessie, du rectum,

les fistules, sont aussi la suite de cette instru-
mentation, sans compter que la cystite, l'inflammation des urétères et des reins sont plus communes après la lithotritie qu'après la taille. Ajou-
tons encore les rétentions d'urine, la péritonite,
les instrumens brisés ou qu'on ne peut retirer,
les douleurs et les accidens que causent les fragmens qui s'arrêtent trop souvent dans l'antre, et
nous aurons une idée du peu de danger de la lithotritie, cette opération si douce et si débonnaire.

Je n'invente pas, Messieurs; tout ceci c'est de
la clinique. Je l'ai vu; beaucoup d'autres l'ont
vu comme moi; on le trouve dans la pratique des
plus habiles. Si du moins on guérissait avec certitude, mais non; vous n'êtes presque jamais sûrs
qu'il n'est rien resté dans la vessie. Ceux qui savent combien il est arrivé de fois de ne pas sentir
de gros calculs, comprendront avec quelle facilité un fragment de quelques lignes doit échapper
aux recherches les plus attentives. Pour soutenir
le contraire, il faut que M. Lisfranc oublie que
lui-même il a porté son calcul 18 mois, sans
pouvoir en faire constater l'existence; à l'appui de
ce que dit la raison, s'il fallait des faits, on n'é-
prouverait que l'embarras du choix; et M. de
Zach, et M. Érard, et M. Gentyl, et M. Guitton,
et le jeune Lambert, et vingt autres; et cet homme

qu'on avait guéri par le broiement deux mois auparavant, et qui vint à l'hôpital Saint-Louis avec
20 onces de calculs dans sa vessie ! Et ceux dont
parlent les journaux de Londres, en demandant
si un opérateur gagne honnêtement 200 liv. sterl.,
en mettant quatre pierres au lieu d'une dans la
vessie d'un malade. Ce qui abuse le public, c'est
que les accidens de la taille sont presque immé-
diats, assez rapprochés du moins de l'opération,
pour qu'on ne puisse pas les en séparer ; tandis
que ceux de la lithotritie peuvent n'arriver que
par degrés, et à une époque assez éloignée pour
que l'opérateur et le malade les croient étrangers
à la médication. Témoin ce M. d'Auxi, *dont les
oreilles étaient si agréablement frappées par les
coups répétés en cadence sur le percuteur* pendant
chaque séance, et qui n'en est pas moins mort
avant d'être complètement délivré de la pierre.
Ce qui trompe enfin, c'est que par la taille on
guérit ou on meurt ; tandis que par la lithotritie,
on peut ne pas mourir et ne pas guérir : c'est que
la lithotritie laisse dans l'organe un trouble ou
des germes de maladie qui s'agravent avec le temps,
et de manière à ce que le plus souvent on puisse,
sans y mettre de mauvaise foi, les rapporter à
une toute autre cause.

De semblables malheurs tiennent, dit-on,

aux difficultés de l'opération, à la maladresse des opérateurs. Non pas, j'ose l'affirmer, car je les vois naître, et en assez forte proportion, sous la main des plus exercés. Quant aux difficultés de la lithotritie, si elles étaient aussi grandes que M. Amussat se plaît à le dire, ce serait encore une raison contre elle. Si M. Heurteloup, qui avance que le broiement ne sera jamais une opération vulgaire et banale, qu'elle sera toujours le partage d'un petit nombre d'hommes qui s'en seront spécialement occupés, qu'il y aura des lithotritistes comme il y a des lithotomistes, n'était pas dans l'erreur aussi, je ne crains pas de le proclamer ici, ce serait une opération à proscrire : à ce titre, vous n'auriez jamais de lithotriteurs exercés dans les campagnes, ou même dans les villes de province, et le mal que causeraient les indignes, ferait plus que contrebalancer les succès de la pratique des plus habiles. Les opérations que le plus grand nombre des chirurgiens ne peut pas faire, ne doivent être généralisées que s'il n'en existe pas de plus faciles, sans être beaucoup plus dangereuses et moins sûres.

Croit-on maintenant, Messieurs, d'après ces détails, qu'il y ait de la cruauté à vouloir soumettre comparativement la taille et la lithotritie aux mêmes essais ?

En faisant la part du broiement, dans mon rapport, j'ai dit qu'il ne devait être accepté qu'à titre de méthode exceptionnelle. Voyons si la discussion est de nature à me faire changer d'opinion. D'abord on accorde que pour les femmes et les enfans la taille vaut mieux. Il en est de même pour les calculs qui dépassent le volume d'une grosse noix. M. Amussat pense que, hors de là se trouvent plus des 2|3 des malades. C'est en comptant que nous pouvons en avoir la preuve. Tous les relevés que j'ai consultés montrent que les enfans fournissent un tiers des calculeux. M. Civiale ne le conteste pas. Les femmes en donnent 4 sur 100. J'ai trouvé qu'un quart des pierres retirées de la vessie dépassaient 12 à 15 lignes de diamètre. Or, prenons 1000, ôtons-en 333 enfans, 40 femmes, 250 gros calculeux, il restera 377 ; de ce dernier nombre, il faut encore déduire les calculs muraux, ceux qui sont en très grand nombre ou qui ont un corps étranger pour noyau, ceux qui sont enkistés, enchatonnés, adhérens, partiellement engagés dans l'urètre ou dans l'urétère, ceux qui sont accompagnés d'une maladie de la prostate, de la vessie, de l'urètre, ou que portent des individus trop irritables. Est-ce trop d'en prendre sur cette quantité 150, qui, ajoutés aux autres, feraient plus de 750, que la taille de-

vrait garder; d'où 1/4 pour la lithotritie? Croyez-
vous que les chirurgiens anglais, dont on invoque avec tant de confiance les certificats, soient
plus généreux à ce sujet que moi? Écoutez-les :
M. Brodie dit un cinquième, M. Liston un sixième
tout au plus, M. Key encore moins ; ai-je donc
tort, d'après cela, d'appeler la lithotritie une méthode exceptionnelle ? On me répond qu'avertis
de bonne heure, les malades ne présenteront plus
à l'avenir que de petits calculs; mais il en est de
cette assertion comme de la mienne, quand je dis
que là dessus la postérité portera un jugement
plus sévère que le mien : attendons, et nous verrons.

Mon rapport dit que dans dix ans j'aurais pu
faire adopter pleinement les opinions qu'il renferme. Croit-on avoir détruit ma prédiction en la
qualifiant de vaniteuse, en me reprochant de venir comme un homme supérieur, dire à mes confrères qu'ils sont dans l'illusion? Je vais plus loin
aujourd'hui ; car en mettant des sentimens, des
convictions, des raisons de conscience, à la place
d'argumens véritables, ces Messieurs ont fait res-
sortir une pénurie d'objections à laquelle je ne
m'attendais pas, et bien des personnes, étonnées de

ma première assertion, se sont rangées depuis à mon avis.

La discussion a d'ailleurs montré si j'avais raison de dire qu'il y avait quelque courage à proclamer en ce moment de pareils principes. Quoique j'aie mis une extrême réserve dans mes attaques, les insinuations désobligeantes ne m'ont point été épargnées; mais je connais les hommes et je m'y attendais. Ces expressions *de vieux chirurgiens encroutés* de préjugés, de méthode *en dehors du progrès, un chirurgien doit suivre le progrès,* échappées à M. Amussat, croit-on que je n'en ai pas compris le but? Si je ne les ai point relevées, c'est qu'elles m'en ont paru indignes, et que d'ailleurs elles ne manqueront pas de retomber sur qui de droit. Moi en dehors du progrès scientifique! l'accusation m'a semblé plaisante, surtout venant de M. Amussat. Et le *perpendendæ* et le *uir probus* de M. Lisfranc, au moment où il faisait dire aux faits tout autre chose que ce qui s'y trouve, pensez-vous, Messieurs, qu'il m'eût été difficile de les renvoyer à leur adresse! mais non! je savais à quoi l'on s'expose en venant dire aux hommes : *Vous êtes dans l'erreur.* Quand je vins non pas dire, mais démontrer en 1823, 1824, 1825, 1826, 1827, etc., que les fluides sont souvent altérés dans les maladies, que l'inflammation n'expliquait pas tout en pathologie, que beaucoup de phlegmasies trouvent leur meilleur remède dans la compression, les substances irritantes, les caustiques même, je fus en butte aux mêmes insinuations et à bien d'autres. Je n'en fus ni surpris, ni intimidé. Maintenant ces opinions, qu'on appelait des paradoxes, ne sont-elles pas autant de vérités démontrées? Ce que j'ai fait alors, je le fais aujourd'hui pour la lithotritie, sans m'inquiéter de ce que pourront faire ou dire ceux qu'une conduite aussi loyale paraît blesser. *Fais ce que dois, advienne que pourra.* Telle est ma devise.

J'ai vu naître la lithotritie; à sa naissance, il n'était pas temps de l'attaquer ; je l'ai protégée autant qu'il était en moi ; j'en ai suivi les progrès et les écarts; j'ai concouru à la répandre par mon *Traité de médecine opératoire*, et maintenant qu'elle me paraît assez forte pour vivre en société, je veux la dégager de ses exagérations. Je me suis dit : La lithotritie qui, en soi, est une bonne chose, a été traitée jusqu'ici en enfant gâté ; ses protecteurs en cachent tous les défauts, et en montrent avec trop d'ostentation les qualités ; si on la laisse faire, elle ira d'abus en abus, et,

soutenue quand même par une sorte de népotisme, elle se perdra, parce que le népotisme ne
vaut pas mieux pour les méthodes opératoires que
pour les individus. Le langage qu'elle affecte déjà
menace de la jeter aux mains des *industriels*, des
exploitateurs de la profession et de la société. Or
l'humanité en souffrirait. Le meilleur moyen de
la tirer de là, c'est de la faire sortir du sein de
sa famille, et de la entrer dans le giron de la chirurgie générale. Là, on pourra voir au grand jour
ce qu'elle a de bon et ce qu'elle a de mauvais.
Arrivée là, il sera permis de l'apprécier à sa juste valeur. Je me suis dit enfin : C'est là qu'est la véritable
science, que doivent se débattre les intérêts des
malades. C'est sur ce terrain que j'appellerai, ou
plutôt que je trouverai nos maîtres : j'y appellerai ensuite mes contemporains, mes condisciples,
j'y appellerai surtout cette génération plus jeune
qui nous pousse, qui nous presse ici de toutes
parts, impatiente qu'elle est déjà de se faire place.
Je leur crierai : Accourez tous, le champ est large,
il y a place pour tout le monde. D'ailleurs, m'y
suivra qui voudra ; pour moi, c'est le chemin de
la vérité, c'est la voie du progrès; rien ne pourra
m'en faire dévier, et, en agissant ainsi, j'ai la conviction d'être plus utile à la lithotritie, que ceux
qui la défendent avec tant d'ardeur.

Ce résumé, improvisé avec une prodigieuse facilité de mémoire et d'élocution, a tenu constamment l'assemblée attentive, bien qu'il ait duré plus de trois quarts d'heure.

On demande la lecture des conclusions. M. Lisfranc fait une motion d'ordre; il faut qu'il soit bien entendu, qu'en votant les conclusions, l'Académie n'entend point adopter les opinions émises dans le rapport.

M. Oudet fait remarquer que les opinions émises dans un rapport n'engagent point l'Académie, et que celle-ci n'adopte que les conclusions.

M. Velpeau déclare qu'il n'entend nullement engager l'Académie; il désire même qu'on ne vote que sur les conclusions; l'Académie ne peut aller aux voix sur les opinions personnelles d'un de ses membres, surtout quand celui-ci ne le demande pas. Il relit ensuite ses conclusions qui, renfermant quelques mots relatifs à ses opinions sur la lithotritie, excitent de vives réclamations.

M. LE PRÉSIDENT. — M. Gimelle me fait passer un amendement propre à tout concilier. (Attention.) Il propose que les partisans de l'une et de l'autre méthode s'appellent mutuellement dans leur pratique, et... (Rires et interruption.)

M. SANSON. — Qu'on vote d'abord sur les conclusions; après quoi, si quelque membre veut proposer l'impression du rapport, il en est bien le maître, et l'Académie aura à décider.

Les conclusions sont mises aux voix et adoptées. Immédiatement après, M. le président se lève et déclare qu'il va lever la séance. Plusieurs membres réclament; M. Emery demande le renvoi du rapport au comité de publication. Tout le monde est levé; les exclamations, les réclamations se croisent. La proposition de M. Emery est mise aux voix au milieu du tumulte et adoptée. M. Lisfranc réclame vivement et demande que le vote soit renvoyé à la prochaine séance; l'Académie sera en nombre, et on aura du moins sa véritable opinion.

M. SANSON. — C'est voté!

Il est près de six heures ; l'Académie se sépare au milieu de la plus vive agitation.

LETTRES

DE MESSIEURS

DELMAS, SOUBERBIELLE, ROCHOUX, CIVIALE, VELPEAU.

———————

Lettre de M. Delmas.

Monsieur et très honoré confrère,

Dans le n° du 2 mai 1835 de votre intéressant journal, j'ai lu l'analyse d'un rapport fait à l'Académie de Médecine par M. Velpeau, sur un mémoire de M. Leroy relatif à la lithotritie chez les enfans en bas âge. J'ai vu avec plaisir les observations judicieuses de M. le rapporteur, et j'ai approuvé le vœu qu'il exprimait qu'il fût établi des tableaux statistiques bien exacts sur les succès ou les insuccès des diverses méthodes opératoires de la pierre. Si ces tableaux pouvaient être faits (ce qui serait à désirer dans l'intérêt de la science et de l'humanité), je citerais en faveur de la méthode latérale avec le lithotome caché, un succès presque incroyable obtenu par un an-

cien professeur de notre école, M. Méjean, qui a pratiqué cette opération cent-cinq fois, et une seule fois avec
insuccès; j'y ajouterais les succès presque constans de M.
Laumonier, chirurgien en chef de l'Hôtel-Dieu de Rouen,
et que j'ai pu observer pendant plus de deux ans, lorsque
je faisais dans cet hôpital le service comme chirurgien
en second. Il est à noter que ce chirurgien habile se ser-
vait du lithotome de Lecat. J'y ajouterai enfin que, dans
ma pratique particulière, j'ai pratiqué onze fois l'opération de la taille, savoir dix fois par la méthode latérale
et une par la méthode recto-vésicale de M. Sanson, et
toujours avec succès.

D'un autre côté, j'ai vu pratiquer trois fois la lithotritie, et malheureusement les opérés ont succombé avant
le troisième jour et sans être débarrassés de leur pierre.

D'après ce qui précède, ne serait-il pas permis de penser qu'on perd trop de vue une méthode qui a pour elle
un grand nombre de succès, tout en reconnaissant que
la lithotritie peut dans quelques cas présenter beaucoup
d'avantages, mais qu'elle a besoin d'être pratiquée par
des mains exercées, ce que l'on ne trouve que très-diffi-
cilement en province.

Quant à la question qui fait l'objet du mémoire de M.
Leroy, il est reconnu par presque tous les praticiens que
la lithotomie chez les enfans est le plus ordinairement suivie de succès, et d'après la lecture des observations rapportées par M. Leroy, il serait bien permis de se demander
si la lithotomie n'aurait pas évité à ces petits malades le
plus grand nombre des souffrances que la lithotritie leur
a occasionnées.

Si vous pensez, monsieur le rédacteur, que les réflexions précédentes puissent être de quelque intérêt pour la science , veuillez les insérer dans votre journal, et agréez l'assurance de la considération de votre tout dévoué serviteur et confrère.

Delmas père.

Montpellier, ce 14 mai 1835.

Lettre de M. Souberbielle à Messieurs les Membres de la Faculté de Médecine.

[illegible]

Messieurs,

Puisque le comité d'administration de l'académie n'a pas permis qu'on lût en totalité la lettre que j'ai adressée à ce corps savant, dans la dernière séance, par la raison que la fin de cette lettre était une attaque contre la lithotritie, je dois croire que le conseil ne traiterait pas plus favorablement mes remarques sur les accidens qu'entraîne l'opération du broiement de la pierre, et je me dispenserai de les lui adresser.

Je ne puis pourtant pas rester spectateur indifférent de la lutte qui s'est élevée à l'académie entre les défenseurs de la taille et les apologistes de la lithotritie ; il y a plus, je crois de mon devoir de prendre part à cette discussion ; de faire connaître une partie des faits dont je suis instruit, afin d'éclairer les hommes que la prévention n'aveugle pas et qui ne veulent prononcer leur jugement qu'en connaissance de cause.

À l'origine de la lithotritie j'ai examiné ce procédé, je l'ai étudié ; plus tard même, je l'ai mis en usage et je l'ai conseillé à plusieurs calculeux ; il n'y a donc pas de ma part opposition systématique. Mais après avoir été témoin des accidens qu'il entraîne, après avoir vérifié par moi-même l'existence de fragmens calculeux dans des cas où on avait déclaré qu'il n'en existait plus, après avoir eu de fréquentes occasions d'opérer des malades chez lesquels la lithotritie avait échoué, alors j'ai été convaincu que ce procédé pouvait être utile dans un petit nombre de cas, mais que la lithotomie restait encore comme la ressource la plus assurée des calculeux ; que la lithotomie était la règle et la lithotritie l'exception, que jamais par la lithotritie on n'était certain de délivrer le malade complètement ; enfin, que d'après les faits connus et en supposant avec raison qu'un certain nombre de faits désavantageux pour le nouveau procédé restent ignorés, la taille guérissait un plus grand nombre de malades que l'opération par le broiement. C'est alors que je demandai à l'académie de médecine, qu'elle nommât une commission chargée de prendre connaissance de toutes les opérations d'extraction de la pierre qui se pratiqueraient dans la capitale, afin d'en rendre compte à ce corps savant qui, par là, se trouverait en possession de tous les matériaux nécessaires pour résoudre cette grande question, et, depuis lors (1825), j'ai pris l'engagement, que j'ai scrupuleusement rempli, de communiquer à l'académie les observations sur toutes les opérations de taille que je pratiquerais ; j'ai renouvelé la même demande en 1828, et tout récemment encore en 1834, sans que l'académie ait pris de décision à cet égard. Pourtant la proposition analogue, mais à mon avis moins avantageuse, de M. Velpeau, prouve qu'on sent enfin le besoin d'avoir des renseignemens authentiques.

Dans mes communications à l'académie, j'ai insisté sur ce fait, que les chances de succès de la lithotomie sont diminuées par les tentatives antérieures de lithotritie qui sont pratiquées chez la plupart des calculeux qui, aujourd'hui, se décident à être taillés. Eh bien, j'ai une telle confiance dans l'opération de la taille que je ne craindrais pas de faire la proposition suivante : Que tous les calculeux qui se présenteront soient offerts aux lithotriteurs, et que ceux-ci choisissent les sujets sur lesquels leur procédé leur paraît applicable, que j'opère sur ce nombre ceux que la lithotritie n'aura pas entrepris à cause des conditions défavorables dans lesquelles ils se trouvent, et ceux que la lithotritie aura abandonnés parce qu'elle n'aura pas pu les délivrer complètement, et je suis convaincu, d'après les faits de ma pratique, que je guérirai proportionnellement un nombre plus considérable de malades que la lithotritie.

Depuis les premières applications de la lithotritie, j'ai soutenu que ce procédé était incertain quant à son exécution, infidèle quant à la garantie de la guérison, dangereux dans son application, plus douloureux que la taille, qu'il est inapplicable dans un grand nombre de cas, qu'il exige un temps considérable, que la mortalité qu'il entraîne est plus grande que celle de la cystotomie, enfin qu'il expose à d's accidens consécutifs plus nombreux et plus graves que ceux de cette dernière opération.

Tous les faits que j'ai observés m'ont de plus en plus

convaincu de l'exactitude de cette opinion, et j'attendrai pour en changer que chacun des chirurgiens, qui emploient la lithotritie, suive mon exemple en donnant connaissance de tous les cas, sans exception, d'opérations par le broiement qu'ils pratiqueront ; jusque-là la prudence me fait une loi de ne pas juger seulement le nouveau procédé sur les observations isolées qu'on publie, car celles dont on ne parle pas seraient, pour le moins, aussi importantes.

Pour prouver que mon opinion n'est pas le résultat de la prévention, j'entrerai dans quelques détails sur les faits qui l'ont formée.

A. Le traitement préparatoire que quelques chirurgiens emploient encore aujourd'hui, avant de pratiquer le broiement, expose déjà à des accidens redoutables, et j'ai vu plusieurs malades chez lesquels cette dilatation précipitée du canal de l'urètre a eu des inconvéniens graves : j'ai rapporté ailleurs l'observation de M. Michali, négociant de Livourne, qui fut, par ce seul traitement, jeté dans un état tel qu'il succomba.

M. Chevals, banquier à Paris (beau-frère de M. Petit, médecin à Corbeil), succomba aussi dans le cours du traitement préparatoire. M. Baticle fut également réduit à un état extrêmement critique par cette même circonstance.

On peut en dire autant des explorations préalables qui ne sont le plus souvent que des essais dissimulés de broiement.

B. J'ai dit que la lithotritie était inapplicable dans un

grand nombre de cas. En effet, l'enfance, une irritabilité un peu plus grande du sujet, l'étroitesse naturelle
ou accidentelle de l'urètre, la disposition à des hématu-
ries abondantes, l'engorgement de la prostate, l'application de la vessie sur la pierre, la conformation de cet
organe qu'on désigne sous le nom de vessie à colonnes,
le volume des calculs, leur multiplicité, leur dureté,
leur enchâtonnement, leur situation dans des loges
particulières, la paralysie de vessie sont autant de circonstances qui en excluent l'emploi, et qui n'offrent
aucune contre-indication pour la taille.

Ces cas d'exclusion sont, comme on le voit, fort
nombreux, et se rencontrent fréquemment chez les calculeux; j'en puis fournir une preuve décisive. Sur les
cinquante observations d'opérations de taille qui font
la base du travail que j'ai présenté à l'Académie de médecine, et dont M. Sanson est nommé rapporteur, j'ai
fait voir qu'il y avait trente-quatre sujets sur lesquels
la lithotritie était inapplicable ; car douze d'entr'eux
avaient subi des tentatives de broiement qu'on avait
été forcé d'abandonner ; treize autres sujets portaient
des pierres enkistées, enchâtonnées, ou logées dans
des cavités appendiculaires de la vessie ; enfin neuf
sujets avaient moins de neuf ans.

C. La lithotritie, ai-je dit, est incertaine dans son
exécution. En effet, mille circonstances peuvent dérober
une ou plusieurs pierres, ou des fragmens de pierre,
à l'instrument lithotriteur que le hasard seul dirige.

D. Elle est infidèle relativement à la garantie de la

guérison : et en preuve je citerai la multiplicité des récidives, la presqu'impossibilité que tous les fragmens soient rejetés et que quelques-uns ne séjournent dans la vessie, pour former le noyau d'un nouveau calcul; je rappellerai ce qui s'est passé sur le deuxième malade soumis aux expériences de M. Civiale, et ce fait est mentionné dans le rapport de Percy et Chaussier.

Ces deux commissaires de l'Académie des sciences engagèrent M. Civiale à me prier d'assister à ces expériences (à Ménil-Montant), et lorsque M. Civiale eut déclaré qu'il ne restait plus dans la vessie aucune portion de corps étranger, je fus invité par Percy à constater ce fait, et je reconnus à l'instant qu'il existait encore un fragment de calcul. Je suis convaincu que chez M. Oudet, dont l'observation a été tant de fois citée et défigurée par M. Civiale, il est resté des portions calculeuses après le broiement.

E. La lithotritie est dangereuse dans son application. Ici les faits malheureux surabondent, et je me borne à en citer un petit nombre des plus saillans, en faisant remarquer que beaucoup du même genre demeurent inconnus, ou que l'opération de la taille, pratiquée lorsque les tentatives de broiement ont mis les malades en péril, vient donner le change sur la cause vraie de la mort, et c'est ainsi qu'on se croit en mesure de décrier la lithotomie.

M. Michali, que j'ai cité précédemment, offre une preuve de cette dernière assertion, car après le traitement préparatoire on voulait aussi lui pratiquer la taille, lorsqu'il déclara que pour cette opération il ne se fierait

qu'à moi ; je refusai de l'opérer en voyant l'état déses-
péré dans lequel il avait été jeté, et il succomba le lendemain du jour où le chirurgien qui avait entrepris le
broiement avait voulu le tailler.

On verra plus loin un semblable exemple sur un malade qu'on a taillé après vingt mois de traitement par le
broiement, et qui a succombé.

En 1824 M. Turgot, soumis au broiement, eut l'u-
rètre et le rectum perforés, et ne guérit de cette double
infirmité que par l'opération de la taille que lui pratiqua
M. Dupuytren.

En 1826 M. Petiet, médecin à Gray, soumis succes-
sivement au broiement par deux chirurgiens, eut l'u-
rètre déchiré ; il se forma cinq dépôts qu'il fallut ouvrir,
et le malade découragé mourut avec sa pierre, dont la
taille l'aurait certainement débarrassé. Il écrivait à M.
Morland, professeur à l'école secondaire de Dijon, qui
l'engageait à se rendre dans cette ville pour me demander conseil : « M. Souberbielle, dont la réputation
» m'est connue, est l'homme de l'art sur lequel repo-
» sait toute ma confiance ; des circonstances *indépen-*
» *dantes de ma volonté* ont été seules causes que je n'ai
» pas vu ce célèbre praticien pendant les six mois que
» j'ai été *torturé à Paris* ; j'avais cependant témoigné
» le désir de le voir ; j'en avais parlé à MM. Magendie,
» Dubois, Marjolin, Amussat, etc. J'ai bien regretté
» que mon état ne m'ait pas permis de sortir, j'espérais
» toujours lui rendre visite et lui demander ses conseils.
» Amussat m'a introduit son instrument à broiement par
» trois fois, et n'a pu saisir la prétendue pierre. Civiale
« est survenu, qui dans son exploration a blessé parti-

» cùlièrement les *vaisseaux spermatiques* ; de là infil-
» tration et dépôts dans les bourses ; cinq ont été ou-
» verts. »

L'expression de *prétendue pierre* ne doit pas faire
croire qu'il n'existait pas de calcul, car je me rendis à
Gray pour voir notre confrère que je sondai; je reconnus
une pierre que je jugeai même très-volumineuse, mais
le docteur Petiet, d'abord décidé à l'opération, finit
par céder aux instances de sa famille, s'y refusa opiniâ-
trément, et mourut avec son calcul.

En 1828 M. Le Sénécal, dans des tentatives infruc-
tueuses de lithotritie, eut l'urètre et le corps caverneux
gauche déchirés, d'où infiltration sanguine, inflammation, etc.

Cette même année M. Gasselin, traité infructueusement par la lithotritie, offre l'exemple d'un abcès considérable, suite de ces tentatives, developpé entre la
face antérieure de la vessie et la paroi abdominale.

M. Cornu de Nevers succomba au milieu de vives
douleurs, après dix-neuf séances de broiement ; sa
vessie était le siége d'une inflammation intense.

M. P., cité par M. Blandin, après une tentative de
lithotritie, a la vessie enflammée et succombe quinze
jours après.

Un maréchal-ferrant du Puy-de-Dôme, à l'autopsie
duquel assista M. Breschet, avait la vessie perforée
comme par un emporte-pièce, d'où s'ensuivit une infiltration urinaire, la gangrène et la mort.

Un ancien officier de la garde impériale, calculeux,
mais jouissant d'ailleurs d'une bonne santé, fut traité à

Paris par la lithotritie, qui le jeta dans un état de dépérissement extrême. Il retourna dans sa famille, à Arpajon, où il succomba quelque temps après. A l'autopsie, qui fut faite par M. Dubois fils, médecin de cette ville. on trouva la vessie déchirée en plusieurs points et en suppuration.

En 1829, un conseiller à la cour royale de Besançon vint à Paris pour se faire traiter par moi. Il en fut dissuadé ; on le décida à subir la lithotritie. Il mourut dans le traitement, en trois jours, de cystite et de péritonite.

Le baron Fouché, ancien préfet de l'empire, a succombé récemment à une cystite dans le cours du traitement par la lithotritie.

Le nommé Jean succombe après l'opération du broiement à un catarrhe vésical aigu.

En 1832 le général Roguet a, dès la première introduction, l'urètre déchiré par l'instrument lithotriteur, et par suite un dépôt au scrotum.

En 1834 M. Hector Chaussier, en traitement par la lithotritie depuis près d'un an, a deux fois la vessie pincée, et deux portions de membrane muqueuse arrachées par l'instrument lithotriteur.

J'aurais pu multiplier beaucoup ces exemples que le hasard, ou mes rapports avec les malades m'ont fait connaître. J'aurais pu citer des cas d'urétrites, d'engorgemens du testicule, de phlébites, de péritonites, etc., mais je n'ai pas prétendu faire le martyrologe de la lithotritie ; mon but était seulement de mentionner des exemples de chacune des lésions les plus graves qu'elle entraîne, et comme j'ai choisi ces cas depuis l'origine du procédé jusqu'à ces derniers temps, on peut juger par là de ce qu'on doit penser des prétendus perfectionnemens qu'il a subis, puisque les mêmes accidens qui se sont présentés dans les premières applications, se reproduisent encore aujourd'hui.

F. J'ai dit que la lithotritie était plus douloureuse que la taille, parce que j'ai eu occasion de pratiquer la lithotomie sur plus de trente sujets qui avaient supporté la lithotritie, et sur ce nombre plus de vingt par M. Civiale, et tous m'ont déclaré avoir plus souffert dans une seule séance de broiement que dans l'opération de la taille. Je citerai surtout sous ce rapport MM. Marmet et Denise.

M. Larrey cite dans son rapport l'observation d'un nommé Lecomte, qui, à la première tentative, fut pris d'accidens nerveux si graves, qu'il succomba trois jours après.

On doit même admettre que la douleur, prolongée et répétée pendant un temps plus ou moins long, comme elle a lieu dans le broiement, doit avoir une influence bien plus fâcheuse sur les maladies qui pourraient exister dans les organes urinaires, que la douleur vive et passagère de la lithotomie, et je n'hésite pas à dire que la douleur de cette dernière opération est bien plus facile à supporter que celle que détermine le broiement.

G. Il est bien prouvé aujourd'hui que la mortalité est plus grande après la lithotritie qu'après la taille, et sans prendre la peine de réfuter encore la statistique de M. Civiale, qui prétend n'avoir perdu que cinq malades sur deux cent quarante-quatre qu'il a lithotritiés, si on s'en tient aux rapports de MM. Larrey et Double sur le service de ce chirurgien à l'hôpital Necker, dans lequel quinze calculeux ont succombé sur soixante-et-un qu'il y a lithotritiés, on trouve comme loi de mortalité entre les mains de M. Civiale un sur quatre; et M. Blandin, en rassemblant les faits tirés de la pratique de plusieurs chirurgiens, a trouvé un sur moins de trois. On peut juger par là de la prétendue innocuité du nouveau procédé, tandis qu'il est bien prouvé qu'aujourd'hui, avec les conditions défavorables dans lesquelles la lithotritie place les calculeux qu'elle ne peut délivrer, la taille ne perd pas plus de un sur cinq, et si aux chiffres d'opérations de lithotomie cités par M. Velpeau, on ajoute les tailles de Baseilhac (vingt-deux morts sur trois cent quatre-vingt-neuf); celles de Ponteau (trois sur cent-vingt); celles de Cambon (quatre sur cent), les tailles recto-vésicales citées par M. Sanson dans l'argumentation de la thèse de M. Blandin (cinq sur soixante-sept), on obtient un total de six mille cinq cent quarante-deux tailles, pratiquées dans les temps les plus différens, dans les localités les plus diverses, et par toutes les méthodes, sur lesquelles la mortalité a été de mille vingt-huit, c'est-à-dire d'un sur six et un tiers.

Donc la lithotritie est de toute évidence dans une grande infériorité à l'égard de la taille sous le rapport de la mortalité.

H. Elle est également dans une infériorité extrême eu égard à la durée du traitement; car la lithotomie délivre les malades en une seule séance de quelques minutes, et les soins qu'elle exige ensuite, pour arriver à une guérison complète, ne s'étendent pas au-delà de dix à trente jours, terme moyen. La lithotritie, au contraire, exige toujours un assez grand nombre de séances, pour peu que le calcul ait assez de volume et de consistance. Il y a des traitemens qui durent six mois, un an et davantage. J'ai assisté, chez M. Blanche, à une séance de broiement sur un malade, qui à la trente-sixième, et après quinze mois de traitement, n'était pas encore délivré. J'ai connaissance d'un fait qui pourra paraître incroyable, et dans lequel on ne sait ce qu'on doit admirer le plus du courage du malade ou du courage du chirurgien. Quatre-vingts opérations de lithotritie ont eu lieu en vingt mois sur un calculeux, qui pourtant n'a pas été délivré, et qui, fatigué de l'inutilité de ses souffrances, finit par réclamer l'opération de la taille, qui fut pratiquée par le même chirurgien et aux suites de laquelle il succomba.

Qui oserait après cela soutenir que, pratiquée ainsi hors de toute raison, la lithotritie est un bienfait pour les calculeux ?

I. Enfin, sous le rapport des accidens consécutifs, la lithotritie ne supporte pas mieux la comparaison avec la taille : car, d'une part, elle expose presque inévitablement à laisser dans la vessie quelques fragmens qui donneront naissance à une nouvelle pierre : elle expose aux incontinences d'urine et aux rétentions ; enfin, elle laisse à sa suite le plus souvent des cystites chroniques ou des catarrhes vésicaux, qui deviennent eux-mêmes une source de récidive, puisqu'il est hors de doute que des mucosités épaissies servent fréquemment de point de départ pour la formation d'un calcul. Je ne pense pas que l'opinion de M. Civiale, savoir que la lithotritie guérit le catharre vésical, mérite une réfutation sérieuse, puisqu'au contraire ce procédé en développe chez les malades qui n'en étaient pas d'avance affectés.

Enfin, il succède souvent au traitement par le broiement, un état d'irritation nerveuse générale, qui détermine une sorte de fièvre lente très-opiniâtre. M. Hector Chaussier, que j'ai cité précédemment, et qui n'est pas guéri, présente en ce moment des accidens de ce genre, portés à un tel degré, qu'il est tourmenté de mouvemens spasmodiques jusque dans les pieds et les mains.

On peut, d'après ce qui précède, juger si j'étais dans mon tort lorsque je soutenais que la lithotritie devait être restreinte à la minorité des cas, et que jamais elle ne remplacerait l'opération de la pierre, comme le proclamaient les *intéressés ou les crédules.* Cette opinion ressort évidemment des déclarations des lithotriteurs ; car ils choisissent leurs malades, et M. Civiale dit lui-même que sur 429 calculeux qui ont réclamé ses soins, il n'a pu pratiquer la lithotritie que sur 244, c'est-à-dire sur peu de plus que la moitié. Or, on a vu que sur le nombre de lithotritiés à l'hôpital Necker, M. Civiale a perdu le quart, et d'un autre côté, sur 200 cas de broiement cités par M. Bégin, pratiqués dans plusieurs villes d'Europe et d'Amérique, on ne compte que 100 cas de guérison. Or, je le demande à tout homme sans prévention, un procédé qui, dans les mains des hommes les plus habitués à le mettre en pratique, n'est applicable que dans la moitié des cas, qui sur ce nombre ne guérit que

la moitié, et perd un malade sur quatre ou sur trois, un
tel procédé peut-il être placé au-dessus de l'opération de
la taille, qui, si on y procède par le haut appareil, délivre
sûrement, complètement, le malade en une seule séance,
et sans l'exposer à des accidens graves?

.Cette opinion, que je soutiens depuis dix ans, et que
j'énonce ici au risque d'être compté au nombre des vieux
chirurgiens encroutés de préjugés, n'est pas seulement
la mienne; la discussion de l'Académie a montré que
cette même conviction existait dans l'esprit d'hommes
qui font autorité. Cette opinion était celle de mon ami
Chaussier, dont le jugement droit ne pouvait manquer
de saisir tout ce que le nouveau procédé offre de hasar-
deux ; c'est celle qui domine dans le rapport de M. Larrey, et je puis dire aussi, sans crainte d'être démenti,
que cette opinion est celle de M. le professeur Dubois,
dont le nom a été tant de fois mêlé à cette discussion ;
car dans une réponse qu'il m'adressa au sujet de quelques observations que je lui avais faites sur ce que, dans
la lettre rendue publique, par laquelle il remerciait
M. Civiale des soins qu'il en avait reçus, il avait dit :
*Que la lithotritie remplaçait si heureusement l'une des
opérations les plus difficiles et les plus dangereuses de
la chirurgie* (1). Ce célèbre chirurgien m'écrivait :

(1) Lorsque M. Dubois vint pour la première fois à l'Académie
après son traitement par la lithotritie, j'échangeai avec lui quelques paroles assez vives à l'occasion de cette lettre et de la phrase
que je cite, et il me dit à plusieurs reprises : « Je n'ai pas dit cela ;
on m'a fait dire ce que je n'ai pas dit. » Le journal *la Clinique*

« Non, je n'ai pas dit que la lithotritie remplaçait toujours la taille, mais bien quelquefois, et vous permettrez au moins qu'elle l'ait fait pour moi ; mais je suis persuadé que lorsqu'on aura fait la part de chaque manière d'extraire la pierre de la vessie, il y aura encore des cas où la taille sera nécessaire, et peut-être même dans un plus grand nombre de circonstances que celles où la lithotritie sera applicable (1). »

Ainsi, en me résumant, je crois avoir démontré :

Que la taille, surtout si on y procède par le haut appareil, délivre toujours et complètement les calculeux, quel que soit leur âge, le nombre, le volume et la consistance des pierres, quel que soit l'état des organes urinaires ;

Que la lithotritie, au contraire, n'est applicable que dans le plus petit nombre des cas, et qu'encore dans ceux où on a cru pouvoir la mettre en usage, il survient fréquemment des circonstances telles qu'on est obligé de l'abandonner, et qu'elle a eu alors pour résultat d'aggraver l'état du malade ;

Que la lithotritie exige un laps de temps générale-

rendit compte de notre entretien ; mais sans en donner de détails et en l'interprétant à sa façon : il disait qu'un confrère, étranger à l'Académie, s'étant approché de M. Dubois pour le féliciter, celui-ci avait paru l'accueillir avec dédain. A cette occasion, M. Dubois m'écrivit pour me dire qu'il avait été scandalisé du langage de *la Clinique,* etc., et c'est dans cette lettre qu'il ajoutait ce qui va suivre.

(1) On remarquera que cette opinion de M. Dubois est d'autant plus décisive, que c'est après avoir été traité par le broiement qu'il l'exprime. Sa lettre est à la date du 5 juillet 1829.

ment long pour amener la guérison ; tandis que la taille débarrasse les malades en une seule séance de peu de durée ;

Que la lithotritie est plus douloureuse que la taille , qu'elle expose à des accidens plus fréquens et aussi graves que ceux qui compliquent quelquefois cette dernière opération ;

Que la mortalité est plus grande après la lithotritie qu'après la lithotomie.

D'où je suis en droit de conclure :

1° Que la taille forme encore aujourd'hui la ressource principale des calculeux, puisque dans tous les cas elle satisfait à toutes les indications;

2° Que la lithotritie n'est qu'une opération exceptionnelle, inférieure à la taille par cela même qu'elle n'est pas applicable à tous les cas , et parce que dans ceux où on y a recours, elle offre moins de certitude de guérison complète ; inférieure à la taille , dont elle est souvent obligée de réclamer le secours pour réparer les désordres qu'elle a causés ou suppléer à son insuffisance ;

3° Qu'il est évident que depuis l'invention de la lithotritie, on n'a pas guéri plus de calculeux proportionnellement que lorsque la taille était leur unique ressource , et que la proposition opposée est plus vraisemblable.

Nota. Dans son zèle pour défendre la lithotritie, un jeune membre de l'Académie s'est étonné que M. Velpeau s'élevât contre cette opération, et il trouve qu'une telle opinion n'est digne que de ces vieux chirurgiens encroûtés de préjugés. Une telle sor

tie a lieu de surprendre, surtout dans la bouche d'un homme assez jeune encore pour que les avis des vieux praticiens puissent
lui être de quelque utilité. Il est de vieux chirurgiens qui, malgré leur âge, ne cessent de travailler à perfectionner et à simplifier des procédés opératoires; et M. A..... pourrait peut-être
encore tirer quelque profit de l'expérience de ces vieux chirurgiens encroûtés, malgré toute sa science, son habileté, voire
même son titre d'académicien, et il en est qui lui eussent évité la
peine d'inventer des procédés connus, condamnés et abandonnés depuis un peu plus de cent ans.

M. Velpeau, dans son rapport, a cité 133 opérations de taille
pratiquées par moi. Sur les 50 derniers sujets, 40 ont été opérés
par le haut appareil et 10 par l'appareil latéral; le dernier est
M. Mallebay, âgé de 72 ans, à qui j'ai extrait 70 calculs, et qui
était parfaitement guéri le 30ᵉ jour, lorsque je le présentai à l'A-
cadémie de médecine.

Ce malade est le dix-septième opéré consécutivement, dont 14
par le haut appareil, âgés de 54 à 80 ans, et trois enfans âgés
de 4 à 7 ans. Un seul, âgé de 74 ans, a succombé le douzième
jour à une cause étrangère à l'opération, comme l'autopsie l'a démontré. Sur ce nombre, 2 avaient été soumis infructueusement
à la lithotritie : ce sont MM. les lieutenans-généraux comtes
Heudelet et Roguet, pairs de France, et le rétablissement de
leur santé est tel, que le premier commande une division militaire à Périgueux, et le deuxième vient de commander en chef
les belles manœuvres du camp de Saint-Omer.

Deuxième lettre de M. Souberbielle à Messieurs les membres de l'Académie Royale de médecine.

MESSIEURS,

L'importante question qui s'agite dans le sein de l'Académie de médecine ne me paraît point avoir fait de grands pas dans la séance dernière, et chacun des membres qui ont pris part à la discussion ne semble pas avoir été convaincu par les raisonnemens de ses adversaires. Ce résultat prouve la nécessité de s'en rapporter aux faits plutôt qu'aux apologies, et la statistique, malgré les attaques dont elle a été l'objet, prouvera plus pour résoudre les difficultés qui se présentent, que les plaidoiries les plus éloquentes.

Mais les recherches statistiques ne seront véritablement utiles que si elles sont faites d'une manière générale, sans admettre aucune exception, et par des hommes compétens tout à la fois et désintéressés dans la question, et je ne me lasserai par de répéter que pour obtenir ce résultat, le meilleur moyen est l'institution de la commission, dont, depuis dix ans, je n'ai cessé de demander la création, qui, suivant les calculeux quelque part qu'ils se rencontrent, dans les hôpitaux comme dans la pratique civile, laissant aux malades toute liberté sur le choix du chirurgien, aux opérateurs toute indépendance sur le choix de la méthode ou du procédé, se bornerait à observer et à recueillir les matériaux pour la solution de ce grand problème.

Une précaution indispensable dans des recherches de ce genre, serait de constater l'état des malades quelque temps après la guérison présumée ; car on ne saurait trop le répéter, la nature des désordres qu'occasionne la lithotritie est telle que leurs conséquences peuvent n'apparaître qu'assez long-temps après la cessation du broiement, et on ne manque pas de considérer le malade comme guéri, et de le porter comme tel dans les relevés statistiques. Ainsi M. Amussat, qui n'a pas manqué de citer son expérience personnelle pour soutenir les opinions qu'il a avancées, me fournit un fait, entr'autres, qui prouve combien cette précaution serait nécessaire ; et avec quelle facilité on se laisse entraîner à interpréter les faits suivant ses désirs ou ses convictions.

La *Gazette des Hôpitaux* contenait, il y a peu de mois, une observation sur M. le comte d'Auxi, qu'on disait être, après le traitement, *dans les conditions les plus favorables.* Ce malade, loin de se plaindre des manœuvres opératoires, et d'éprouver de la douleur par la secousse du marteau, assurait (dit le rédacteur de l'observation) que le moment de son action était pour lui un temps de repos, *et que tous ces coups répétés en cadence résonnaient agréablement à son oreille !* Eh bien, la vérité est qu'à la sixième séance les douleurs avaient acquis une telle intensité, que le malade était tourmenté de ténesmes continuels, qu'il ne pouvait retenir ses excrémens et ses urines, et que depuis le broiement il n'avait pas discontinué de souffrir jusqu'à sa mort, et à l'autopsie cadavérique on a trouvé des pierres dans la vessie et dans les reins. Ces détails ont été fournis à la société médico-pratique par le médecin même du malade.

M. Amussat a reproduit un argument présenté déjà par M. Lisfranc en faveur de la lithotritie, et qui est d'une inexactitude complète. Ces messieurs prétendent que n'ayant plus à redouter le bistouri du lithotomiste, les malades se plaindront plus tôt et avant que le calcul ait acquis un grand développement, et que, dès lors, la lithotritie sera sans contestation applicable à la majorité des cas.

M. Velpeau a répondu avec raison à cette argumentation spécieuse ; mais comme cette idée a été mise en avant par tous les défenseurs de la lithotritie, et qu'elle est reproduite avec une sorte de complaisance, je crois qu'il convient de s'y arrêter davantage, et d'interroger les faits pour l'apprécier enfin à sa juste valeur.

Tous les médecins admettent que dans un assez grand nombre de cas, on a trouvé à l'examen cadavérique des calculs vésicaux sur des individus chez lesquels il n'avait existé pendant la vie aucun des signes qui indiquent la présence de corps étrangers, ni aucun des accidens que leur présence détermine le plus souvent.

De même il est un grand nombre de sujets chez lesquels rien n'a pu faire soupçonner l'existence de pierre dans la vessie, et chez lesquels une circonstance fortuite, en déplaçant probablement le calcul, a déterminé tout-à-coup l'apparition des signes caractéristiques de cette maladie. Je citerai quelques exemples sur le grand nombre de ceux que j'ai observés.

Le comte de Rostaing fit, à l'âge de soixante-dix ans, une chute de huit ou dix pieds de haut dans une cave.

Il survint aussitôt des douleurs vives à la vessie, et les urines furent teintes de sang. Baseilhac sonda le malade, reconnut une pierre, et pratiqua la taille, par laquelle il fit l'extraction de sept calculs offrant chacun le volume d'un gros marron. Le malade guérit.

M. Bigor de La Boissière, procureur au parlement, voulant, en 1789, rentrer à Paris par la barrière de Clichy, la trouva incendiée. Il s'enfuit à la hâte et à travers champs vers une autre autre barrière, et cette marche forcée détermina tout aussitôt des douleurs vives à la vessie, de fréquens besoins d'uriner et de l'hématurie. Cet état persistant, Desault fut appelé, sonda le malade, reconnut la pierre, et lui conseilla de s'adresser à Baseilhac pour en être débarrassé. Mais M. de La Boissière s'inquiéta beaucoup de ce qu'un homme de la réputation de Desault ne voulait pas se charger de l'opérer; il crut que son état n'offrait pas de ressource, et renonça alors au projet de se faire tailler.

En 1793 les douleurs prirent une telle intensité que je fus consulté. Je sondai ce malade, je reconnus un calcul que je jugeai volumineux, et je pratiquai la taille, par laquelle je fis l'extraction d'une pierre de quatre onces et quelques gros, de forme triangulaire aplatie, offrant des aspérités à l'angle qui correspondait au col de la vessie, et portant neuf pouces de circonférence en suivant ses bords. Ce malade guérit.

Un religieux de Turin, âgé de quatre-vingts ans, et accoutumé depuis quarante ans à aller chaque jour à pieds à quelques lieues de la ville à une propriété dépendante du couvent, dont il était surveillant, monte en chemin dans une charette. Bientôt les cahots lui déterminent des douleurs à la vessie; il rend du sang mêlé à l'urine. Ces accidens persistent et s'aggravent, et le malade périt en deux ou trois jours. A l'ouverture du corps, on trouve un calcul vésical très-volumineux.

Le marquis de Lorys avait, jusqu'à l'âge de quatre-vingt-quatorze ans, toujours joui d'une bonne santé, et il avait jusque là continué l'habitude de la chasse et du cheval, lorsqu'après un surcroît de fatigue il fut pris de douleurs en urinant, et d'hématurie, et enfin, après quelque temps de rétention d'urine je fus appelé ; je sondai le malade, et je reconnus une pierre à la vessie ; après quelques jours de soins je pratiquai la taille , qui fut couronnée de succès, et par laquelle je fis l'extraction d'un calcul du volume d'un œuf de poule, tuberculeux à sa surface.

M. Dachot, homme robuste et de haute stature , était parvenu à l'âge de soixante-neuf ans sans avoir jamais souffert à la vessie, et avait toujours joui d'une bonne santé, lorsqu'après une course en charrette il souffrit à la vessie, et fut pris d'hématurie. Ces accidens cédèrent ensuite, mais pour reparaître au moindre exercice. Le malade s'affaiblit; il existait de l'infiltration des extrémités inférieures, de l'incontinence d'urine; il prit l'avis de Pelletan, et ensuite me consulta. Le ca-thétérisme me fit reconnaître un calcul; je pratiquai la taille, et je retirai de la vessie une pierre de cinq onces et demie, de forme triangulaire. Cet opéré guérit.

M. Dubois , ancien capitaine du guet à cheval de Paris, avait, à l'âge de dix ans, après s'être fatigué aux vendanges, éprouvé une hématurie considérable, qui avait duré huit à dix jours, après quoi le sang avait disparu et la douleur avait complètement cessé. M. Dubois embrassa l'état militaire , et reçut à la bataille d'Hondschoot, dans la région hypogastrique , un biscayen qui produisit seulement une contusion, mais qui fut arrêté par une ceinture que portait le blessé, et dans laquelle se trouvaient des pièces d'argent. M. Dubois se rétablit de cet accident, mais depuis lors il ne cessa de souffrir. Il obtint sa retraite. Je le sondai, et l'opérai par le périnée , suivant l'avis de mon ami Chaussier. La vessie était tellement appliquée sur la pierre , que je ne pus introduire les tenettes , et je fus obligé de recourir immédiatement au haut appareil , et je fis l'extraction d'un calcul raboteux gros comme un œuf de poule.

Baseilhac rapporte l'observation d'un horloger calculeux qui vint à la Charité en 1768, souffrant en urinant *seulement depuis six semaines* , et qui fut opéré par le frère Potentien avec le lithotome caché.; mais on ne put parvenir à extraire la pierre. Deux jours après, le haut appareil fut pratiqué par frère Côme , et il retira de la vessie une pierre du poids d'*une livre et demie et deux gros*. Cet homme, ajoute Baseilhac, avait la pierre depuis sa naissance, et serait vraisemblablement mort avec elle , si le rebord du cartouche d'une pendule ayant fortement pressé la région hypogastrique, n'avait déterminé les douleurs qui firent connaitre la pierre.

Je me borne à ce petit nombre de citations qui suffira, je pense, pour prouver que dans un bon nombre de cas il peut exister des calculs, sans qu'aucun accident dénote leur présence, jusqu'à ce qu'une circonstance imprévue détermine les douleurs et les autres accidens qui fixent l'attention sur l'état de la vessie.

D'ailleurs, et contrairement à l'avis de Monsieur Amussat, je dirai que dans les nombreuses opérations de tailles que j'ai pratiquées , j'ai trouvé plus fréquemment des calculs offrant le volume d'une noix et au-dessus, qu'un volume moindre, ce qui revient à l'opinion que j'énonçais, que beaucoup de calculs ou ne déterminent pas de douleurs, ou qu'elles sont si légères, qu'elles ne suffisent pas pour donner l'idée d'un corps étranger dans la vessie.

Je m'explique très-bien comment il se fait qu'après avoir défendu la taille et l'avoir pratiquée de préférence à la lithotritie, M. Amussat, aujourd'hui, soutient ce dernier procédé. Il a d'abord été partisan de la taille et surtout du haut appareil, lorsqu'il assista à mes opérations, où Chaussier m'avait prié de l'admettre, et qu'il en vit les résultats, soit de guérison, ou soit, lorsque le sujet ayant succombé, il vérifiait par l'autopsie qu'on trouvait toujours des causes de mort en dehors de l'opération. Mais lorsque ce chirurgien a voulu abandonner les règles posées par frère Côme, et qu'il m'avait vu suivre, lorsqu'exhumant les procédés surannés de l'injection conseillée d'abord par Rosset, et puis suivie par les chirurgiens français, et ensuite abandonnée comme nuisible depuis plus de cent ans ; de la suture délaissée bientôt à cause des accidens qu'elle entraînait, etc., etc. ; lorsque présentant comme des inventions ces pratiques anciennes, il a voulu suivre ce qu'il a appelé *sa méthode*, alors le succès n'a pas répondu à son attente, et il a accusé la taille des insuccès qu'il aurait dû attribuer aux modifications qu'il avait apportées au manuel de l'opération.

Je ne puis encore me dispenser de faire une remarque qui prouvera jusqu'à quel point peut égarer la prévention, même dans le choix des moyens qu'on emploie pour soutenir l'opinion qu'on veut défendre.

M. Amussat, en citant M. Poterlet, dit qu'aujourd'hui ce malade est tellement familiarisé avec la lithotritie, qu'il *ne redoute pas plus une séance que l'avulsion d'une dent.* Mais y a-t-on bien réfléchi ? Y a-t-il en chirurgie des douleurs plus violentes que celles avec lesqueelles on compare une séance de broiement ? En vérité, malgré ma conviction que la lithotritie est souvent fort douloureuse, j'aurais craint d'être taxé d'exagération en employant une comparaison aussi énergique !

Je m'étonne que dans les divers relevés cités à l'Académie on n'ait pas mentionné les résultats de frère Jacques, de l'homme auquel nous sommes redevables de la méthode la plus parfaite de tailler par le périnée. Pourtant les opérations de ce célèbre lithotomiste méritaient bien l'honneur d'une mention, car il est peu d'opérateurs qui aient obtenu des succès aussi prodigieux ; et je me borne à rappeler ici ceux que leur authenticité met hors de toute contestation.

Ainsi à Bruxelles il a opéré soixante calculeux qui sont tous guéris.

A la Charité-Royale de Versailles, il a opéré trente-huit sujets qui sont tous guéris, comme le prouve le certificat du maître en chirurgie de cette ville.

Hunault, chirurgien d'Angers, dit qu'en cette ville il a opéré cinquante individus sur lesquels deux seulement sont morts, et encore n'avait-il opéré ces deux derniers malades que sur leurs pressantes instances, considérant leur position comme désespérée.

A l'hôtel du maréchal de Lorges et en comptant l'opération du maréchal, il perd un malade sur vingt-trois opérations.

Ces résultats sont remarquables et tout-à-fait incontestables.

En me résumant je dis :

Qu'il n'y a que des faits authentiques complets qui puissent fournir des élémens de conviction.

Qu'il faut que tous les faits sans exception soient connus et publiés.

Que la commission que j'ai demandée est le meilleur moyen d'arriver à ce but.

Que dans un grand nombre de cas, la pierre existe très-long-temps, et continue à grossir sans manifester sa présence, et que l'espérance qu'on veut donner qu'avec la lithotritie on ne laissera plus les pierres acquérir un grand volume, ne se réalisera pas.

Enfin que les attaques dont la taille a été l'objet, sont basées sur des opérations faites d'après de prétendus perfectionnemens qui ôtent à cette opération toute sa certitude, et que les résultats auraient été plus heureux et le jugement plus favorable, si on avait opéré par le haut appareil, suivant les règles de frère Côme, ou par la taille latérale de frère Jacques, avec le lithotome caché de frère Côme.

26 mai 1835.

Lettre de M. Rochoux sur la Lithotritie, au Journal hebdomadaire.

Monsieur le Rédacteur,

L'Académie ayant refusé d'entendre *mon dernier mot* sur la lithotritie, je viens vous demander de le lui faire arriver par la voie de votre journal. Si l'on m'eût permis de parler, je me serais à peu près exprimé de la manière suivante :

Messieurs, très-honorables et très-honorés collègues, aurais-je dit, la discussion en est déjà arrivée à sa quatrième *séance*, et la véritable question, celle qui domine toutes les autres, n'a point encore été franchement abordée; à peine même a-t-elle été entrevue. Ma remarque vous paraîtra sans doute passablement impertinente; il faut donc vous démontrer qu'elle est tout simplement vraie.

En effet, presque aucune des questions qui ont été toutes plus ou moins longuement et inutilement débattues dans cette enceinte ne renferme des données d'un jugement sur le rapport actuellement en litige; car il ne s'agit pas d'abord de savoir : 1° si la lithotritie est une opération exceptionnelle; 2° si elle est d'une exécution très-difficile; 3° si elle est beaucoup ou peu douloureuse ; 4° si elle entraine de longues convalescences; 5° si l'on n'acquiert qu'avec peine la certitude d'avoir broyé tous les calculs, etc. La véritable question, la question fondamentale, celle qui passe avant toutes les autres, la voici : dans les cas où elle est praticable, la lithotritie est-elle ou n'est-elle pas préférable à la taille? Or, la question, posée de la sorte, a été unanimement résolue par l'affirmative, dès l'instant où chacun de nous est convenu qu'ayant un petit calcul, il se ferait lithotritier. On a prétendu, je le sais très-bien, qu'un pareil assentiment ne *prouvait rien* en faveur de la lithotritie, mais, de mon côté, je n'en continuerai pas moins à le présenter comme une preuve incontestable de la supériorité de la lithotritie sur la taille, dans certains cas. Il ne reste donc plus qu'à déterminer dans quelle proportion se trouvent les uns comparativement aux autres. Hé bien! en s'en rapportant aux seuls chiffres qui n'aient point été contestés et qu'adopte M. Souberbielle lui-même (1), les cas où la lithotritie est applicable comprennent plus de la moitié des calculeux. Permis néanmoins à qui voudra, de dire que la lithotritie est une opération exceptionnelle, si en même temps on veut bien ajouter entre parenthèses : *nous appelons exceptionnelle une opération qui convient dans la grande majorité des cas.* Ceci posé, voyons quel peut être l'avenir réservé à la lithotritie.

Dès l'instant où il est reconnu que, dans certaines circonstances, le broiement est de beaucoup préférable à la taille, il n'y a pas à craindre que ce fait, vrai pour l'an de grâces 1835, cesse de l'être dans vingt ans ou dans cent ans, par la raison que les vérités ne meurent ni ne vieillissent. Bien plus, on peut raisonnablement espérer de voir le procédé opératoire se perfectionner avec le temps, et les avantages qu'il possède déjà s'accroître encore. Aussi, Messieurs, la prédiction où l'on vous annonce la déchéance prochaine de la lithotritie, ne saurait-elle manquer d'être enterrée avec cette remarque de Cicéron, qui a déjà figuré au convoi de tant d'autres assertions hypothétiques : *opinionum commeta delet dies, naturæque judicia confirmat.*

Voilà, mon cher confrère, ce que je me proposais de dire à l'Académie, dont le refus d'entendre mes observations n'ôte rien à leur valeur, si, comme je le pense, elles ont la vérité pour elles. J'ajouterai maintenant,

____

(1) Lettre sur la Taille et la Lithotritie.

de vous à moi, que la lithotritie, attaquée avec beaucoup d'adresse ou plutôt d'une manière très-captieuse, a été, en général, si faiblement défendue, que si elle ne devait pas se soutenir par des faits et non par des paroles, sa cause serait à peu près irrévocablement perdue.

Agréez, etc,   Rochoux.

———————

Réponse de M. Velpeau, aux remarques de M. Rochoux sur la lithotritie.

M. le Rédacteur,

Permettez-moi de faire savoir à vos abonnés ce que j'aurais répondu au *dernier mot* de M. Rochoux, si l'Académie avait voulu l'entendre.

Monsieur et très-honoré collègue, aurais-je dit, la question posée par vous ne diffère, sous aucun rapport, de celle que nous avons débattue jusqu'ici. La Lithotritie vaut-elle mieux que la taille ? C'était là le point de départ, le fond de la discussion, et je m'étonne que vous ne vous en soyez pas aperçu. Vous n'y pensiez pas, j'en suis sûr, quand vous avez avancé que, pour décider si, *dans les cas où elle est applicable, la lithotritie est ou n'est pas préférable à la taille, il ne s'agit pas de savoir;* 1° si elle est d'une exécution très-difficile; 2° si elle est beaucoup ou peu douloureuse ; 3° si elle entraîne de longues convalescences ; 4° si l'on n'acquiert qu'avec peine la certitude d'avoir broyé tous les cal-culs, etc., etc.

Car, comment prendre un parti pour l'une ou pour l'autre opération, quand on ignore toutes ces choses ?

La question, dites-vous, est unanimement résolue par l'affirmative, dès que chacun convient qu'il se ferait lithotritier s'il avait un petit calcul. A cela je réponds que vous vous laissez induire en erreur. D'abord il ne suffit pas d'avoir un petit calcul pour être en droit d'espérer beaucoup de la lithotritie ; il faut encore avoir la vessie saine, l'urètre, la prostate, les urétères, les reins en bon état, et vous n'ignorez pas que le contraire s'observe souvent chez les sujets atteints de la pierre.

Ensuite, il ne faut pas être doué d'organes trop irritables ; puis, qu'il convient d'être âgé d'au moins douze à quinze ans. Enfin, vous devez voir que si vous réduisez la lithotritie aux petits calculs, vos prétentions vont se trouver bien au-dessous de celles de MM. les lithotriteurs de profession.

La lithotritie est *praticable* ou *applicable,* comme vous voudrez, dans une foule de cas où elle ne convient point ; et ici, comme partout, il faut se garder de confondre *ce qui est possible* avec *ce qui est utile.* Or les chiffres de M. Souberbielle ne prouvent point du tout, vous le reconnaîtrez vous-même en les examinant de nouveau, que la lithotritie convienne à plus de la moitié des calculeux.

Ayant démontré, par des chiffres plus nombreux, que sur 1000 malades affectés de calculs, il y en avait au moins 750 en dehors des conditions réclamées par vous, je me crois en droit d'affirmer que la lithotritie est une *méthode exceptionnelle*, sans qu'il soit nécessaire d'ajouter entre parenthèses, comme vous me le conseillez : *Nous appelons exceptionnelle une opération qui convient dans la grande majorité des cas*; qu'en pensez-vous ?

Enfin, j'aurais terminé de cette façon : je n'ai point annoncé la déchéance prochaine de la lithotritie, ni que cette méthode ne doit jamais être préférée à la taille. J'ai seulement dit que l'avenir réduirait de beaucoup le cercle exploité jusqu'à présent par elle, et qu'il fallait en restreindre l'usage dans de certaines limites que j'ai posées, si on voulait qu'elle fût véritablement utile à l'humanité. Ayez la bonté de ne pas me sortir de là si vous voulez que nous nous entendions, car je n'ai pas prétendu autre chose.

Vous voyez, mon cher confrère, qu'il n'y a rien de captieux dans ce langage. Me permettrez-vous d'ajouter que ces vérités, tirées d'une masse considérable de faits, seront tout aussi vivaces dans dix ou vingt ans qu'aujourd'hui, quoi que puissent en penser Messieurs les lithotriteurs *quand même*, et, qu'au lieu et place de votre allusion cicéronienne, on serait en droit de vous adresser le *sic transit gloria mundi* d'un poète que vous connaissez bien.

Agréez, etc.   VELPEAU.

Lettre de M. Civiale sur la discussion relative à la taille et à la lithotritie.

M. Civiale nous invite à insérer la lettre suivante, qu'il avait adressée, avant la dernière séance, à M. le président de l'Académie de médecine, dit M. le Rédacteur de la *Gazette Médicale,* et dont le conseil d'administration n'a pas jugé à propos d'autoriser la lecture.

Monsieur le président,

J'étais à Florence pour une opération de lithotritie, lorsque l'Académie s'est occupée d'un point de doctrine qui, depuis longues années, fait le sujet de mes recherches assidues. C'est par les journaux seulement et par des lettres particulières, que j'ai pris connaissance des longs débats auxquels il a donné lieu. Quoique je regrette de n'avoir pu rectifier en temps utile certains faits dont l'exposition inexacte ou la fausse appréciation a répandu beaucoup de vague sur l'état de la question, il est loin de ma pensée de chercher à ranimer une discussion *orale*, dans laquelle les circonstances du moment ne permettent peut-être pas d'apporter le calme et le sang-froid nécessaires. Mais, comme il serait possible que mon silence fût interprété au profit d'erreurs qui ne demeureraient pas renfermées dans le cercle de la théorie, je crois devoir soumettre cette réponse à l'Académie, en attendant la publication très-prochaine d'un travail auquel je me livre sur le parallèle à établir entre les diverses manières de traiter les calculeux.

12

D'abord, la question que je me suis proposé de résoudre ne me paraît pas dans le principe avoir été bien
posée. En effet, la lithotritie et la cystotomie sont deux
opérations essentiellement distinctes et réclamées chacune par des cas spéciaux, ou, si l'on veut, par des
phases différentes de la même maladie. Toute controverse à cet égard ne saurait s'allier avec des connaissances précises sur la matière elle-même. Les opérations comparatives que M. Velpeau a proposé de faire,
quand même il serait possible de trouver des calculeux
dans des circonstances exactement semblables, seraient encore moralement impraticables, puisqu'elles
exigeraient qu'on imposât à un malade une opération
qui ne conviendrait ni à son état de maladie, ni peut-
être à sa volonté.

La véritable question n'est d'ailleurs pas là. Dans l'é-
tat actuel de la science, ce sont les limites de l'application
de chacune des deux opérations qu'il convient de fixer.
Or, si la discussion n'a pas nettement posé ces limites, il
en résulte toujours ceci, que la lithotritie étend chaque
jour son domaine, à mesure que l'expérience apprend
à vaincre les difficultés naguère regardées comme in-
surmontables, et que la taille a perdu du sien, même
dans l'esprit de ses plus chauds partisans ; puisque, l'un
après-l'autre, ils ont avoué publiquement que, s'ils
avaient la pierre, ils se feraient opérer, dans des circonstances données, par la lithotritie.

Dans cet état de choses, je l'avouerai, il m'a été
pénible de voir que, pour faire triompher une cause
perdue, on n'ait pas craint de présenter comme vraies
des assertions complètement inexactes, de reproduire
comme inattaquables des chiffres qui ont été dix fois dé-

mentis. Je n'ai pas le dessein de tout relever aujour-
d'hui ; mais la position dans laquelle je me trouve m'im-
pose le devoir de protester sur ce qui a été dit sur les
faits tirés de ma pratique. J'avais pourtant fait ce qu'aucun partisan de la taille, ce que nul chirurgien peut-
être n'avait fait avant moi ; je les avais exposés avec
tous les détails propres à en garantir l'authenticité. Ce
travail est entre les mains de M. Double, chargé d'en
rendre compte à l'Académie des sciences ; et tous les
journaux en ont donné une suffisante analyse lors de sa
présentation. Comment donc M. Velpeau, qui dit
avoir été à l'Institut prendre connaissance des pièces
originales, a-t-il précisément négligé le seul travail pour
lequel il était nécessaire d'aller à l'Institut ? Et pour les
deux autres documens auxquels il ajoute une si ferme
croyance, comment M. Velpeau, qui se tient si exactement au courant de la science, n'a-t-il pas même daigné parcourir le mémoire que j'ai lu dernièrement
dans cette Académie, et qui est inséré dans le dernier
numéro de ses fascicules ?

Je ne saurais répéter sans cesse les mêmes argumens.
Si M. Velpeau cherche de bonne foi la vérité, comme
je le crois, il me saura sans doute quelque gré de lui
indiquer où il trouvera une réponse péremptoire à des
objections de statistique qui paraissent surtout avoir
fait une profonde impression sur son esprit, au détriment de la lithotritie. Mais il y a une objection qui exige à
son tour une réponse. J'ai dit, les preuves en main,
que, sur 429 calculeux qui se sont présentés à moi
depuis 1824, 244 ont été opérés par la lithotritie ; 236
sont guéris, 5 sont morts, et 3 ont continué de souffrir, quoiqu'ils n'aient plus de pierre. Des 183 mala-

des chez lesquels la lithotritie avait paru difficile ou impossible , 88 se sont soumis à la cystotomie , et 97 ont conservé leur pierre , les uns parce qu'ils n'ont pas voulu se laisser tailler, les autres parce qu'ils se trouvaient dans des circonstances si défavorables que toute opération était contr'indiquée.

Il est difficile de comprendre qu'on ait songé à établir le chiffre de la mortalité à la suite d'une opération, non sur le nombre des opérés, mais sur celui des malades reçus ou visités. C'est une méthode neuve, et dont sans doute on n'a pas calculé toute la portée. On pourra en juger par l'exemple suivant. Une décision du conseil des hôpitaux m'a autorisé à faire un relevé des registres déposés dans les archives de l'administration. Il résulte de ce relevé que, dans un certain nombre d'années, 368 calculeux ont été admis à l'Hôtel-Dieu et à la Charité ; 67 seulement sont portés sur la colonne des guéris après l'opération. Ces pièces justificatives sont également entre les mains de la commission de l'Institut. Si j'avais dit que, sur 368 calculeux, la taille n'en avait sauvé que 67, tout en conservant les apparences de la vérité, j'aurais avancé une chose évidemment fausse, puisque la proportion des guérisons ne peut être établie que sur le nombre des opérations énoncées. Or, au lieu de 368, je ne trouve, à la colonne des opérés, que 166 cas, dont 62 morts, 67 guérisons complètes, 16 guérisons incomplètes, et 21 cas où le résultat est inconnu. M. Velpeau, en disant que, de 429 calculeux, la lithotritie en a sauvé 236 seulement, ne commet pas une erreur moins grave.

Quant à la prétention qu'on a élevée dans quelques écrits essentiellement destinés à déprécier la lithotritie, de considérer comme des opérations réelles les explorations préliminaires qui sont indispensables pour constater l'état du malade et reconnaître si l'opération peut ou non être faite, si quelque chose doit surprendre, c'est qu'elle ait été reproduite au sein de l'Académie.

J'ai dit, dans le dernier fascicule de l'Académie, où finissent les explorations et où commence l'opération ; il est donc inutile de revenir sur ce point. Nos adversaires ne prétendent pas sans doute que la taille puisse se passer de ces préliminaires ; il faut toujours au moins reconnaître la pierre ; et jamais toutefois, quand un calculeux a succombé à ces explorations, on n'a songé à en accuser la taille elle-même. N'est-ce pas une chose bien remarquable que les détracteurs de la lithotritie soient ainsi réduits à lui chercher des accidens et des dangers dans les cas précisément où l'on a reconnu que cette opération ne convenait point ? Mais on a aussi tiré parti de cette circonstance, et on a répété à satiété que la lithotritie choisit ses malades. Il est très-difficile de bien savoir où l'on en a voulu venir ; car si elle les choisit, c'est donc à tort qu'on lui reproche d'aller jusqu'à l'abus, ou en d'autres termes de ne pas assez choisir. Et enfin les chirurgiens qui font à la taille une gloire de ne pas faire de choix, y ont-ils bien songé ? Où donc est le lithotomiste assez téméraire pour opérer, les yeux fermés, tous les calculeux indistinctement ? Ce n'est pas le tout d'opérer ; il faut le faire à propos, il faut que l'opération ait des chances ; sinon c'est sacrifier son malade.

M. Sanson a été beaucoup plus loin ; il a fait un mérite à la taille de s'appliquer à tous les cas, prétention que n'élève certainement pas la lithotritie ; et c'est par ce motif qu'il l'érige en méthode générale. On pourrait

tout aussi bien dire alors que l'amputation est la méthode générale pour les fractures des membres, parce
qu'elle convient même aux cas où l'appareil n'a plus de
chance de succès. Ainsi encore l'opération césarienne
serait la méthode générale pour l'extraction du fœtus,
et l'accouchement naturel qui ne saurait avoir lieu dans
tous les cas serait la méthode exceptionnelle. Il y a
même un rapport assez frappant entre ces dernières
opérations et celles qu'exige la pierre ; c'est toujours en
effet un corps étranger qu'il s'agit d'extraire ; et certainement pour un corps étranger la voie artificielle est
toujours la plus facile et la plus commode ; mais pour
le sujet qui subit cette voie artificielle, nous croyons
qu'il en est autrement.

Enfin M. Velpeau a prétendu que la lithotritie pouvait laisser souffrir le malade et que la taille au contraire
guérissait ou tuait, sans milieu. Sans renvoyer au tableau déjà cité, on sait si bien tous les accidens qui
peuvent subsister après la taille, catarrhe, fistules, incontinence d'urine, etc., que je ne pense pas que M.
Velpeau lui-même ait mis sérieusement cette objection
en avant.

Agréez, etc,

Lettre de M. Velpeau, en réponse à la lettre de M. Ci-
viale sur la taille et la lithotritie.

Monsieur le Rédacteur,

Je regrette bien sincèrement que M. Civiale, *qui*

était à Paris et non plus à Florence à dater du 28 mai., n'ait pas jugé à propos de venir, en personne, nous éclairer de ses lumières au sein de l'académie à la séance du 2 juin ou à celle du 9. Alors nous aurions pu *rectifier* de concert et *en temps utile, certains faits dont l'exposition inexacte ou la fausse appréciation a répandu beaucoup de vague sur la question.* Là-dessus une discussion *orale* eût, il me semble, été plus fructueuse qu'une discussion écrite, et je ne vois pas ce qui, *dans les circonstances actuelles,* nous aurait empêchés *d'y apporter le calme et le sang-froid nécessaires.*

Nous eussions vu ensemble, comme je l'ai fait voir à l'académie, où les mêmes argumens ont été invoqués par d'autres membres en faveur du broiement, 1° que c'est lui, M. Civiale, et non pas moi, qui pose mal la question; 2° que la taille et la lithotritie ne sont pas réclamées par *deux périodes essentiellement distinctes de la même maladie;* mais bien que la taille est applicable à toutes les phases de l'affection calculeuse, tandis que le broiement ne convient que dans un certain nombre de cas déterminés. *Des connaissances précises sur la matière* n'eussent pas permis *la moindre controverse* sur ce point.

M. Civiale aurait reconnu avec moi, j'en suis persuadé, qu'on peut trouver un assez grand nombre de calculeux dans des conditions à peu près (je n'ai jamais dit *exactement*) semblables, tout aussi bien que s'il s'agissait de quelqu'autre maladie; que les essais comparatifs qu'il blâme n'ont rien d'*immoral,* puisque, pour les faire, il serait inutile de violenter en rien la volonté des malades, et qu'on les appliquerait à des cas où les deux opérations sont également praticables; enfin que, sans ces

expériences, rigoureusement suivies, la question qu'il se
plaît à regarder comme irrévocablement jugée, savoir,
la question relative à la prééminence de la lithotritie sur
la taille, peut rester éternellement en litige.

Ce premier problême une fois résolu, nous aurions
pu en aborder un second, et fixer plus aisément les limites des deux opérations.

En procédant avec cette rigueur, en posant ainsi nos
prémisses avant de sauter aux conséquences, nous aurions vu qu'il ne s'agit pas de savoir si le broiement étend
chaque jour son domaine tandis que la taille perd
du sien, car les mauvaises choses peuvent prendre une
grande extension sans cesser pour cela d'être mauvaises,
et l'erreur qui gagne, qui se répand jusqu'à dominer le
monde, n'en reste pas moins une erreur. Nous aurions vu
qu'il ne s'agit pas non plus de savoir si, ayant la pierre,
je me ferais ou non lithotritier, mais bien de déterminer
s'il y a moins de danger à se faire lithotritier qu'à se
laisser tailler. Puisque j'ai posé en principe, dans mon
rapport et ailleurs, il y a près de dix ans (1), que le broiement vaut mieux que la taille dans des conditions données, il serait tout simple que je me fisse lithotritier si
je me trouvais dans ces conditions. Pourquoi M. Civiale
tronque-t-il ainsi ce qu'il appelle un aveu, et de quelle
valeur un élément semblable peut-il être dans la question ? Si je ne craignais de le scandaliser, j'ajouterais
même, sous forme de parenthèse, qu'aux yeux de la
science, cette opinion sur les avantages de la lithotritie
dans certains cas ne deviendra elle-même inattaquable

(1) Anatom. chirurg. 1825. — Archiv. gén. de méd. 1828. —
Méd. opérat. 1832.

qu'après les opérations comparatives indiquées plus haut ; car, jusque-là, nous ne nous fondons, lui et moi, pour la professer , que sur des données vagues qui peuvent tromper.

A l'académie M. Civiale aurait pu s'assurer que si les faits ont été altérés, ce n'est pas par moi; que les *assertions inexactes*, que les *chiffres* qu'il a déjà *démentis dix fois* sont encore *inattaquables* ; que je n'ai point négligé ses publications ni aucun des documens qu'il m'indique; que je connaissais aussi le mémoire qu'il a fait insérer dans les fascicules de l'académie, et que c'est précisément parce qu'il a pris la précaution de publier toutes ses observations (ce dont on ne peut trop le louer) que je suis arrivé à des chiffres si différens des siens. J'ai reproduit *des erreurs* que M. Civiale a déjà signalées, parce que je suis en mesure de prouver que *ces erreurs sont* bien réellement *des vérités*. Je n'ai point dit que les faits dont je me suis servi n'étaient pas tout-à-fait exacts, mais seulement que si on voulait en rabattre, je serais en droit d'en faire autant pour la lithotritie. Si *en répétant sans cesse les mêmes argumens* M. Civiale manque son but, c'est apparemment que ses preuves ne sont pas de nature à convaincre tout le monde. En effet je lui aurais volontiers su gré de la *réponse péremptoire* qu'il me promet; mais, cette réponse, on me l'avait déjà adressée de sa part à l'Académie, et la *réfutation péremptoire* que j'en ait faite alors l'aurait sans doute porté à penser qu'elle n'était rien moins que concluante. Au surplus, le compte rendu de nos débats, assez exact pour le fond, dans *la Lancette* et dans le *Réformateur*, dans la *Gazette Médicale* surtout, et dans le *Journal Hebdomadaire* pour la dernière séance en ce qui me

concerne , ont dû montrer à M. Civiale l'importance de
ses 429 faits , de ses 244 opérés , dont 5 morts
et 236 guéris. 5 morts sur 244, c'est bien beau !
Il est vrai que Méjean n'a perdu qu'un malade
sur 105 taillés, ce qui est encore plus joli ! Une
difficulté m'arrête cependant. Comment se fait-il qu'en
prenant 40 de ces opérés seulement, dans les propres
écrits de M. Civiale, on trouve 10 morts, que sur 26 autres on en compte 11, que sur 83 il y en ait plus de 20,
que sur 15 j'en rencontre 7, etc. ? Les protestations de
M. Civiale sur ce qu'on dit de sa pratique, me font vivement regretter qu'il ne daigne pas relever dès à présent
toutes les inexactitudes dont il se plaint ; car une protes-
tation n'est pas une preuve. Dans le livre qu'il nous promet, M. Civiale parlera seul. Or, j'ai déjà fait voir que
sa manière d'envisager la question, d'apprécier les faits,
d'interpréter les chiffres, était empreinte d'une préoccupation qui ôte une grande partie de leur valeur à ses
jugemens.

A l'académie, au contraire, M. Civiale m'aurait su
quelque gré, à son tour, j'en ai la conviction, de lui apprendre que mes chiffres sont établis non sur des
malades simplement *reçus ou visités*, comme il cherche
à l'insinuer, mais sur des malades *bien et dû-
ment opérés*. L'exemple qu'il m'oppose à cette occasion est mal choisi. Veut-il me permettre de le
prouver ? Les registres de l'administration l'autorise-
raient, dit-il, s'il voulait m'imiter, à prétendre que sur
368 calculeux entrés à l'Hôtel-Dieu et à la Charité, il
n'en est guéri que 67. Eh bien ! un état que j'ai sous
les yeux et qui vient de l'hôpital Necker, porte qu'en

1833 et 1834, il est entré 97 calculeux ou présumés tels
dans le service de M. Civiale. Or, pour ces deux années, M. Civiale avoue lui-même n'en avoir guéri que
18 ; 18 sur 97, ça ne vaut guère mieux que 67 sur 368 !
Qu'en pense-t-il ? Ce n'est donc pas sur de semblables
documens qu'on doit s'appuyer, ni de cette façon que
j'ai voulu procéder. Quant à moi, je me suis servi des
faits publiés par M. Civiale, pensant qu'il n'était pas
possible de puiser à meilleure source, et je serais dé-
solé qu'il pût s'en offenser.

Maintenant, puisque nous partons des mêmes bases,
reste à savoir pourquoi nous sommes si loin de compte ?
Le voici. C'est une explication qu'on m'a obligé de donner
lors de notre discussion académique, et que je vais tâcher
de rendre un peu plus claire dans cette lettre. M. Civiale
ne veut pas absolument que les explorations, les essais
auxquels on se livre pour reconnaître, saisir ou broyer
la pierre avec ses instrumens, soient des opérations.
C'est une idée qui se retrouve dans tous ses écrits. Il en
fait un point capital dans la question.

Voyons donc quels sont ces préliminaires. On introduit le litholabe, le brise-pierre ou le percuteur dans la
vessie, où on en promène l'extrémité pour constater
l'existence et le siége du calcul. Ensuite on ouvre l'instrument, on en écarte les branches pour saisir ou em-
brasser le corps étranger et en apprécier le volume ou la
forme. On essaie enfin de perforer, d'écraser ou de faire
éclater la pierre en agissant sur l'autre extrémité du lithotriteur, qui est gros et droit dans l'urètre. Cela se
répète une, deux ou trois fois, à quelques jours d'in-
tervalle.

A présent on me demandera peut-être en quoi l'opération proprement dite diffère de ces préparatifs; ma foi, je n'en sais rien.

Il m'a toujours semblé qu'une fois dans la vessie, les instrumens exposaient à autant de dangers quand ils manœuvrent dans le vide ou sans fruit, que quand ils agissent réellement sur la pierre avec efficacité.

L'opération est exactement la même dans les deux cas, quant à son influence sur l'état des organes; ou plutôt elle semble devoir être un peu plus redoutable dans les cas de simples explorations que dans le broiement réel, puisqu'elle nécessite ici moins de tâtonnemens, et cause par conséquent moins de douleurs.

M. Civiale y songe-t-il quand il compare le cathétérisme ordinaire à ces préparatifs? Voyez où cela peut conduire! Si un instrument réellement courbe, d'une à deux lignes de diamètre, porté sans effort jusqu'à la pierre, et retiré presque aussitôt, peut amener la mort; que sera-ce donc de vos explorations répétées avec une tige droite de deux à quatre lignes de diamètre, qu'il faut ouvrir, faire agir et maintenir de quinze à vingt minutes dans les organes urinaires? M. Civiale ne se serait-il pas aperçu que *dans la taille l'incision est tout* et le cathétérisme rien, tandis que *dans la lithotritie* c'est *la présence des instrumens dans l'urètre et la vessie* qui *constitue* en réalité *la partie dangereuse de l'opération!*

Un praticien dont on ne récusera pas le jugement en pareille matière, M. Heurteloup (1), parle avec beaucoup moins de sécurité que M. Civiale de ce qu'on appelle les *préparatifs de la lithotritie.* « L'introduction

____

(1) Lettre à l'acad. des sciences, etc, 1827. page 35.

des instrumens dans la vessie , dit-il , les recherches, impriment souvent à l'économie un trouble dont il n'est pas
toujours facile de surprendre le mécanisme. Il faut bien
se défendre de regarder cette opération comme innocente pratiquée sur *l'homme même le plus sain et le
mieux disposé.* »

Que M. Civiale y regarde encore , et je suis convaincu que le mot peu poli, *ridicule,* tombé de sa plume,
ne se retrouvera plus dans ses réclamations à ce sujet.

Veut-on savoir, au surplus, ce que M. Civiale entend par malades morts sans opération ? cherchons dans
son dernier tableau (1).

..... Lecomte , par exemple. « Ce malade, qui souffrait depuis deux ans, avait le canal libre ; on voulut
commencer l'opération le 5 juin 1830. On introduisit
l'instrument après avoir préalablement injecté la vessie.

Une douleur vive se fit sentir dans la région prostatique. A peine la pince fut-elle ouverte, que les douleurs
devinrent intolérables. Il fallut la retirer avant d'avoir
pu charger la pierre. Dès lors, envies continuelles d'uriner, avec ténesme et douleurs extrêmes pendant leur
émission. *Mort* le cinquième jour. »

Prenez dans le même tableau le malade Godailler,
dont la mort est attribuée à la taille , et voyez où la lithotritie l'avait préalablement conduit.

« Agé de cinquante-sept ans , cet homme souffrait
depuis trois ans. L'instrument fut introduit le 17 avril
1830, et la pierre chargée avec la plus grande facilité ;
on fit jouer le foret. Après, les envies d'uriner devinrent

______

(1) Mém. de l'acad. r. de méd. t. 4. p. 297.

beaucoup plus fréquentes. Le soir il survint des frissons, puis de la fièvre. Une deuxième séance eut lieu le 24. Les accidens fébriles revinrent avec violence ; l'urine, chargée de mucosités, prit une teinte sanguinolente. L'état du malade empirant, on le soumit à la taille (1)!

C'est pourtant ainsi que ces messieurs parviennent à se persuader que la lithotritie ne fait mourir personne ! Puis, chose étrange, ils s'écrient qu'on dénature, qu'on falsifie leurs faits ! Leur illusion est telle, que pour montrer jusqu'où la malveillance est allée sur ce point, M. Civiale donne, comme l'expression de la plus exacte vérité, et comme pour confondre ce qu'il appelle *les adversaires de la lithotritie*, un résumé dans lequel on voit que sur 16 calculeux reçus dans ses salles, en 1829 et 1830, six sont guéris et sept sont morts ! !

En voici bien d'autres ; en 1827, M. Civiale avait traité 83 calculeux ; un seul, dit-il, est mort de l'opération, et encore ! Il est cependant vrai que 39 de ces malades sont morts avant d'avoir été complètement guéris, et que sur ce nombre j'en pourrais compter 29 qui ont subi, soit le broiement, soit les préliminaires du broiement ; 29, entendez-vous !

C'est-là un fait que je me charge de mettre dans tout son jour si M. Civiale l'exige. Il est vrai que nombre de malades opérés par M. Civiale ont la maladresse de succomber ensuite à des affections tout-à-fait étrangères à l'opération ; mais le chirurgien qui pratique la taille pourrait en dire autant, et j'ajouterai avec M. Heurte-

______

(1) M. Civiale devinera sans peine d'où j'ai tiré ces détails.

loup (1) que , si ce moyen dilatoire était adopté, je n'hésiterais pas à promettre de guérir toujours. Ai-je donc eu si grand tort, d'après cela, moi qui tiens à voir les deux côtés du tableau, de n'accepter le dire de MM. les lithotriteurs, qu'autant qu'ils auront raconté tous leurs faits, sans exception et avec les détails convenables ? En est-ce assez enfin pour laisser entrevoir comment il se fait que tout en partant des mêmes faits, M. Civiale et moi, nous soyons arrivés à des résultats si dissemblables !

Puisque M. Civiale ne sait pas où nous voulons en venir en disant que la lithotritie choisit ses malades, je me fais un devoir de le lui rappeler, en lui montrant que la taille n'est pas dans le même cas. Les sujets que vous réclamez pour le broiement sont ceux qui portent un petit calcul, dans une vessie saine, et qui ont dépassé l'adolescence, n'est-il pas vrai ? Les autres, vous n'en voulez pas, ou du moins, vous ne les prenez qu'à regret, et vous avez raison. Voilà donc un choix forcé, un choix qui trace le cercle de la lithotritie, un choix dans lequel je lui reproche de ne pas vouloir se renfermer. Or cette série de cas , qu'on enlève du total pour le broiement, est justement celle où la taille rencontre toutes les chances possibles de succès. Pour tous les autres cas , vous conviendrez que la lithotomie y peut encore quelque chose. Cependant il serait injuste de la placer là pour en comparer les résultats avec ceux de la lithotritie, puisque , de votre aveu, cette seconde catégorie est incomparablement la plus défavorable. Jusqu'ici donc la taille peut

(1) Lettres à l'académie des sciences, 1827, p. 35.

tout prendre, et la lithotritie est obligée de choisir. Maintenant, on ne taille pas, dites-vous, tous les calculeux indistinctement les yeux fermés. Non, un chirurgien prudent ne taille point un malade qui n'offre aucune chance de succès par suite des lésions organiques, des complications graves qui ont pu se joindre à l'affection calculeuse; ce malade fût-il un enfant, une femme, on ne l'opère pas; mais M. Civiale oublie que ces mêmes motifs empêcheraient aussi bien tout lithotriteur instruit de songer à broyer la pierre la plus petite et la plus friable. Un homme aussi habile que M. Civiale ne devrait pas jouer ainsi sur les mots : éluder une question n'est pas la résoudre !

S'il était permis de plaisanter sur un sujet aussi grave, je serais tenté de croire que M. Civiale a voulu s'égayer aux dépens du lecteur en rapprochant la taille de l'opération césarienne! Il ne peut pas ignorer en effet que l'accouchement naturel est une fonction qui se termine sans secours, et qui ne pourrait être comparée jusqu'à un certain point ici, qu'à l'expulsion spontanée des petits calculs par l'urètre ! La section du ventre n'est indiquée, elle, non plus que la taille, que si le corps étranger se trouve dans l'impossibilité de traverser, *entier*, les voies naturelles. On ne l'emploie que dans le cas de nécessité absolue, parce qu'elle tue au moins une malade sur 3; tandis qu'en dehors de son cercle, c'est-à-dire lorsque les efforts de la femme, la version avec la main, le forceps, suffisent, on en sauve 9 sur 10, 19 sur 20 ou même 99 sur 100. Trouvez de pareilles différences entre la taille et la lithotritie ! Encore une fois nous disons, M. Sanson et moi, que le broiement est l'exception, et parce qu'il n'est *utilement* applicable qu'au plus petit nombre de

cas, et parce que, même alors, il n'est pas irrévocablement démontré que la taille soit positivement plus dangereuse.

Je répète très *sérieusement* qu'en général la taille *tue*
ou *guérit*, tandis que la lithotritie peut *ne pas tuer* et
ne pas guérir. Si M. Civiale conteste *sérieusement* ce
que j'avance sous ce rapport, il faut que ce soit par
inadvertance ; car les fistules, le catarrhe, les incontinences d'urine, etc., dont la taille est parfois suivie ,
et que la lithotritie cause pour le moins aussi souvent
sans que rien de tout cela empêche le malade d'être
guéri de son calcul, ne sont point ici l'objet principal.
Par la taille on est sûr de ne pas laisser de calcul dans
la vessie ; la lithotritie, au contraire, ne donne presque
jamais cette certitude ; par l'une on ôte sur le champ
l'*épine* qui tend sans cesse à troubler l'organisme ; par
l'autre on ne détruit le corps étranger qu'à la longue , qu'après avoir mis à sa place de nouvelles causes d'irritation ; voilà ce que je soutiens et ce que je
prie M. Civiale de vouloir bien contredire, s'il le croit
possible.

Au demeurant , la lithotritie vaut-elle mieux et dans
quels cas vaut-elle mieux que la taille ? tel est le problème que j'ai posé, telle est la question à résoudre. Dans
tout cela je ne cherche que la vérité ; mais je veux la
vérité toute entière et toute nue , qu'elle soit contre la
taille ou contre la lithotritie ; j'en ai besoin ; ma position me fait un devoir de la chercher , de la défendre ;
qu'on me la montre donc à la place de son ombre, et je
l'accepterai aussitôt avec bonheur, avec empressement.

Du reste, puisque M. Civiale ne veut pas absolument discuter ces questions à l'académie, je le suivrai volontiers dans les journaux.

Agréez, etc.

FIN.

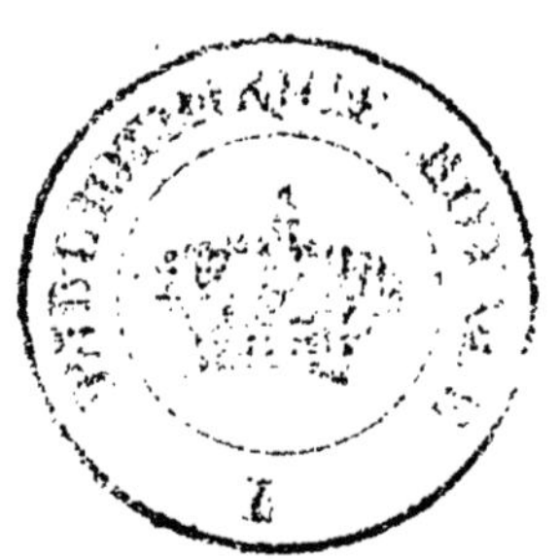

www.ingramcontent.com/pod-product-compliance
Ingram Content Group UK Ltd.
Pitfield, Milton Keynes, MK11 3LW, UK
UKHW021521090726
13657UKWH00001B/374